L'ÉRYTHÈME NOUEUX

·SES

COMPLICATIONS VISCÉRALES

PAR

Charles AMIAUD,

Docteur en médecine de la Faculté de Paris,
Ancien externe des hôpitaux,
Médaille de Bronze de l'Assistance publique.

PARIS
A. PARENT, IMPRIMEUR DE LA FACULTÉ DE MÉDECINE
31, RUE MONSIEUR-LE-PRINCE, 31

1879

L'ÉRYTHÈME NOUEUX

ses

COMPLICATIONS VISCÉRALES

par

Charles AMIAUD,

Docteur en médecine de la Faculté de Paris,
Ancien externe des hôpitaux,
Médaille de Bronze de l'Assistance publique.

PARIS

A. PARENT, IMPRIMEUR DE LA FACULTÉ DE MÉDECINE

34, RUE MONSIEUR-LE-PRINCE, 34

—

1879

A MES PARENTS

A MES AMIS

INTRODUCTION

Pendant mon année d'externat dans le service de M. Bergeron, à l'hôpital des enfants de Sainte-Eugénie, il m'a été donné d'observer plusieurs cas d'érythème noueux, les uns à marche régulière, les autres au cours desquels il survenait des affections du cœur et des poumons.

Ayant fait des recherches à ce sujet, j'ai trouvé que non-seulement le cœur et les poumons, mais aussi les plèvres et le péricarde paraissaient s'enflammer à la suite de cette maladie.

J'ai pensé qu'il serait intéressant de signaler ces complications en citant à l'appui les observations que j'ai pu recueillir.

Ce travail est fait dans un but purement clinique. J'ai voulu engager les praticiens à ne jamais négliger chez les malades affectés d'un érythème noueux, même le plus simple, l'investigation scrupuleuse du cœur et des poumons.

J'ajouterai aussi quelques observations nouvelles qui contribueront à l'étude de l'érythème noueux.

Je décrirai donc l'érythème noueux. que j'ai surtout observé chez l'enfant, en insistant tout particulièrement sur ses complications viscérales.

Qu'il me soit permis, en commençant cette thèse, de remercier mon maître, M. Bergeron, de la bienveillance qu'il n'a cessé de me témoigner et des enseignements que j'ai puisés à ses excellentes leçons.

L'ÉRYTHÈME NOUEUX

SES

COMPLICATIONS VISCÉRALES

DÉFINITION

L'érythème noueux (erythema nodosum, Willan ; Dartre érythémoïde, Alibert ; Peliosis rhumatica, Schœnlein) est une maladie non contagieuse caractérisée, à sa période d'état, d'une part par de la fièvre et des troubles gastro-intestinaux ; d'autre part, par des taches assez larges, congestives, rouges, offrant une décoloration progressive du centre à la périphérie, s'effaçant sous le doigt, n'occasionnant aucune démangeaison, et siégeant surtout au niveau des articulations. Elles présentent, enchâssé dans le derme et le tissu cellulaire sous-cutané, un petit noyau légèrement ovalaire, de la grosseur d'une noisette, douloureux à la pression, faisant saillir la peau, circonscrit par un empâtement du tissu cellulaire périphérique et se terminant toujours par résolution.

HISTORIQUE

De tout temps les auteurs ont été frappés de la coïncidence qui existe entre le rhumatisme et certaines maladies de la peau. Il ont cherché pour la plupart à en expliquer la cause.

Hippocrate, cité par Cazenave, dans les Annales des maladies de la peau, indique le méliceria, espèce d'affection cutanée, comme jouant le rôle de crise dans certaines douleurs rhumatismales.

Galien a remarqué la coïncidence des affections de la peau avec la goutte et le rhumatisme. « Cutem totius-« que corporis partes exagitant lepra, psora, alphos « albus, alphos niger, leuce, impetigo simplex, impetigo « agrestis, etc.. quædam horum ex podagra et articular¡ « morbo, quædam ex sese oriuntur. » Telle est la façon dont il s'exprime dans son livre : *de cutis affectibus*.

Jusqu'au XVIe siècle on a vécu sur les idées de Galien. Mais il est difficile de trouver dans Hippocrate ou dans Galien quelque chose qu'on puisse rapporter à l'érythème noueux ; il faut arriver jusqu'aux auteurs contemporains pour avoir une description exacte des érythèmes.

Musgrave, dans les deux mémoires qu'il a publiés de 1706 à 1709, considère les affections de la peau comme un moyen qu'a l'économie de se débarrasser des humeurs arthritiques.

Baillou (*de rhumatismo liber*, 1762) différencie la

goutte du rhumatisme et reconnaît plusieurs affections cutanées liées à des attaques de rhumatisme.

Copland, dans le Dictionnary of practical medecine, dit que la disparition subite de l'érythème noueux es souvent suivie de maladies internes graves. Il rapporte à ce sujet, mais sans donner beaucoup de détails, le cas de Deady, qui vit survenir une pneumonie subite et sans cause appréciable autre que la rétrocession de l'érythème noueux.

Barthez, en 1802, insiste beaucoup sur ce point, dans son traité des maladies goutteuses, qu'il est dangereux de réprimer les éruptions survenant dans le cours d'une attaque rhumatismale.

Le professeur Schœnlein (Bulletin des sciences médicales de Férussac, 1829) a décrit sous le nom de *peliosis rhumatica* une maladie causée par l'humidité et le froid, caractérisée d'une part par un léger état gastrique et des douleurs rhumatismales musculaires ou articulaires, et d'autre part par des taches rouge foncé, violacé, survenant par poussées successives et affectant de préférence les extrémités, les coudes et les genoux.

En 1835, Rayer, dans son Traité des maladies de la peau, dit qu'il a vu souvent l'érythème noueux survenir dans le cours du rhumatisme et être précédé de douleurs très-aiguës. Aussi donne-t-il le nom de fièvre rhumatismale éruptive à l'érythème noueux.

Cazenave, dans son Traité des maladies de la peau de 1838, divise l'érythème en général en deux variétés : l'érythème papuleux et l'érythème noueux. Puis il les subdivise en idiopathiques et symptomatiques. En parlant de la variété noueuse, il dit qu'elle est surtout idiopathique, rarement symptomatique d'affections aiguës comme la variété papuleuse. Il la considère comme la plus grave et trouve que cette affection se présente presque toujours chez les sujets scrofuleux ou au moins avec prédominance du système lymphatique.

En 1845, Begbie, dans un mémoire adressé à la Société royale de médecine d'Edimbourg (erythema nodosum in connexion with rhumatism), donne une belle description de l'érythème noueux et le considère comme une manifestation de la diathèse rhumatismale. Il cite des observations nombreuses avec coïncidence de rhumatisme et d'érythème.

On trouve dans les Archives de médecine de 1850 un résumé de ce travail :

« 1° L'erythema nodosum [s'observe le plus souvent, sinon toujours, chez les jeunes sujets au-dessous de trente ans, c'est-à-dire, sur ceux qui sont le plus sujets à la diathèse rhumatismale et au rhumatisme articulaire aigu.

2° On le voit très-souvent chez les femmes qui présentent des troubles de menstruation, ce qui confirme les opinions de Tood, Rigby et Locock, sur la connexion intime des troubles utérins et des affections rhumatismales.

3° On l'observe avec un trouble de la santé générale caractérisé par la pâleur, la cachexie, le défaut d'excrétions, et on le voit se développer avec un mouvement fébrile, des douleurs dans les articulations et dans les muscles, des dépôts abondants d'urates dans les urines.

Toutes circonstances analogues à celles que l'on observe dans le rhumatisme.

4° Il est souvent compliqué par des désordres intérieurs, auxquels le rhumatisme est allié si étroitement en particulier avec la pleurésie, la pneumonie, etc......
Jamais pourtant cet auteur ne l'a vu coexister avec les maladies du cœur, si fréquentes dans le rhumatisme.

6° L'erythema nodosum cède au traitement qui a été et-qui est encore employé avec le plus de succès contre le rhumatisme, c'est-à-dire, au quinquina et à ses diverses préparations. »

Hébra tenant compte surtout de l'anatomie pathologique, divise les érythèmes en général en deux groupes : 1° ceux qui ne présentent qu'une simple congestion, et qu'il range dans les hyperémies ; 2° ceux où la congestion plus avancée a amené un travail exsudatif, il les appelle : erythema exsudativum, l'érythème noueux et l'érythème papuleux en font partie.

Bazin range l'érythème noueux en tête de ses éruptions pseudo-exanthématiques. Il le considère non-seulement comme pouvant dépendre de l'arthritis, mais comme lui appartenant en propre.

L'historique ainsi termininé serait incomplet. Mais si j'ai passé sous silence bon nombre d'auteurs, je l'ai fait à dessein, me proposant d'en parler au cours de la description de l'affection qui nous intéresse.

ANATOMIE PATHOLOGIQUE

Hébra rattache cette éruption à une inflammation des vaisseaux lymphatiques. Mais il ne peut expliquer l'extravasation sanguine qu'il admet.

Henry Samuel, Bourdon (Londres, 1869) admet une paralysie des vaso-moteurs et par suite une congestion capillaire. De là excès de pression et sortie des globules sanguins, qui en s'épanchant dans le tissu cellulaire sous-cutané donnent naissance à ces petits noyaux douloureux qui ne seraient autre chose que de petits foyers hémorrhagiques qui donneront bientôt la sensation de fluctuation. L'extravasation sanguine se résorbe et donne lieu à toutes ces teintes diverses de l'ecchymose. Pour cela il ne suppose pas qu'une rupture de petites artérioles ait amené l'hémorrhagie ; il admet que les parois vasculaires contiennent, suivant la théorie de Conheim, des espaces canaliculés, qui permettent le passage des globules rouges, sous l'effort d'une pression artérielle plus forte. M. Robin n'a jamais vu ces espaces canaliculés indiqués par Conheim.

M. Bes, dans sa thèse inaugurale, a publié une note de M. Cornil, dans laquelle il s'exprime ainsi : « Je ne crois pas qu'on ait fait d'une façon complète l'anatomie pathologique de l'érythème noueux, en ce qui touche la détermination des lésions et de leur siége.

D'après les faits observés pendant la vie des malades, on peut néanmoins faire une hypothèse suggérée par la connaissance des lésions cutanées les plus rapprochées de l'èrythème.

Une papule d'érythème est d'abord saillante et rouge à sa surface. La peau est épaissie et tendue à ce niveau. La rougeur, le gonflement diminuent par la pression. Il s'agit ici d'une congestion intense du réseau papillaire de la peau, et, selon toute probabilité, d'un œdème inflammatoire du tissu conjonctif du derme. On sait que l'œdème inflammatoire consiste dans l'accumulation du sérum et des globules blancs du sang dans les mailles du tissu conjonctif, mailles qui communiquent directement avec les vaisseaux lymphatiques. Ces mailles sont limitées par les faisceaux de fibres du tissu conjonctif et tapissées par les cellules platés de ce même tissu (Ranvier). C'est dans ces cavités, en quelque sorte virtuelles à l'état normal, que s'épanchent la sérosité et les globules blancs dans les érysipèles et dans toutes les affections de ce tissu. Il est certain aussi que les globules rouges du sang sont épanchés dans l'exsudat ainsi formé, car la papule de l'érythème présente à mesure qu'elle vieillit les couleurs successives de l'ecchymose, et ces couleurs sont dues à la transformation pigmentaire des globules rouges du sang. ».

Béhier admettait que ces hémorrhagies étaient produites par une anomalie de la crase sanguine qui amène un défaut de résistance dans les parois des capillaires et cause leur rupture en certains points.

En Allemagne, les auteurs se divisent en deux camps : les uns admettent, avec Bazin, que l'érythème donne lieu à des hémorrhagies intradermiques ; les autres, les plus nombreux, croient à un exsudat hémorrhagique.

Lewin (*Charité-Annalen*, Berlin, 1878), après avoir repoussé l'opinion de Bohn, qui voit dans l'érythème un infarctus inflammatoire des capillaires et des artérioles cutanées, admet une dilatation des capillaires avec exsudat hémorrhagique. Il l'explique par une atonie des nerfs vaso-constricteurs, et il admet que cette atonie peut être produite soit par des causes agissant sur les centres nerveux, telles que les affections cérébrales ou médullaires, soit par voie réflexe, telle que le froid. Il cite plusieurs observations survenant dans le cours d'hémiplégie, d'ataxie locomotrice, de chorée, etc....

SYMPTOMATOLOGIE

La plupart du temps l'érythème noueux s'annonce par des prodromes, qui sont : de la céphalagie, un malaise et une courbature générale accompagnés de douleurs musculaires et articulaires, de l'insomnie, de la perte d'appétit, un mouvement fébrile plus ou moins intense et quelquefois un léger picotement à l'endroit où doit paraître l'éruption. Les malades peuvent cependant vaquer à leurs affaires jusqu'au jour de l'apparition de l'éruption; on trouve alors une augmentation d'intensité de tous les signes précurseurs, qui les contraignent à garder le lit.

Ces prodromes ont une durée variable de trois, quatre ou cinq jours.

Rilliet et Barthez disent avoir vu, avant l'éruption,

les enfants maigrir, pâlir, devenir irritables, perdre
l'appétit et leurs forces; en un mot, présenter quelques-uns des symptômes qui appartiennent aux prodromes de la méningite.

Monneret et Fleury (1) rapportent qu'ils ont vu des
érythèmes noueux, présentant au début tous les symptômes qui caractérisent l'invasion d'une fièvre typhoïde : la prostration et l'altération des traits, la
sécheresse et la couleur noire de la langue, la constipation, etc., etc.

Quelquefois l'éruption arrive d'emblée, sans prodromes, et la maladie débute par l'apparition des taches,
des douleurs au niveau de l'éruption, en même temps
qu'apparaissent les symptômes fébriles et gastro-intestinaux.

L'éruption se montre. Les taches sont le plus souvent disséminées, discrètes, séparées entre elles par
des intervalles de peau saine ; rarement confluentes,
quelquefois cependant elles se réunissent plusieurs ensemble par leurs bords et donnent l'aspect d'une large
tache érysipélateuse. Elles ont une forme légèrement
ovalaire, leur grand diamètre à peu près toujours parallèle à l'axe du membre sur lequel elles se sont déve-
loppées, excepté toutefois autour des articulations, où
leur grand diamètre paraît parallèle à une ligne cir-
conscrivant l'articulation. Elles varient comme diamètre
de 1 à 3 centimètres. Si plusieurs taches se réunissent
entre elles, elles peuvent atteindre 5 et 6 centimètres

____

(1) Compendium de médecine, art. Érythème.

de diamètre. Elles acquièrent cette dimension dès le premier jour de leur apparition et ne s'agrandissent plus. Elles ne déterminent aucune démangeaison, aucun prurit.

Cette éruption présente des taches d'un rouge foncé au centre, qui pâlit graduellement en se rapprochant des bords et dont la teinte rosée finit par s'éteindre peu à peu dans une aréole inflammatoire qui se continue avec la peau saine. La coloration morbide se confond donc insensiblement avec la teinte normale de la peau. Cette couleur, qui donne tout à fait à la tache l'apparence phlegmoneuse, varie avec l'époque de son apparition; c'est ainsi que le centre, qui est d'un rouge sombre, va pâlir peu à peu en trois ou quatre jours et toute la tache va devenir rosée. La pression du doigt efface la coloration rouge et fait place pour un temps très-court à une tache blanche qui ne tarde pas à disparaître.

Tant que cette tache, qui paraît le siége d'une congestion très-intense, conserve sa rougeur érythémateuse, le malade perçoit à ce niveau une douleur très-vive qui est surtout exaspérée par la pression des doigts, même faite avec la plus grande douceur. Le plus léger frottement des draps leur devient insupportable, et tout sommeil est impossible. A ce moment on sent à la palpation un noyau induré au centre de la tache. Il est douloureux à la pression, et fait corps avec la peau. Cette nodosité, qui peut varier de 2 millimètres à 2 centimètres de diamètre, est légèrement oblongue, le grand diamètre dirigé dans le même sens que celui de la tache. Elle est enchâssée dans le derme et s'enfonce jusque dans le tissu cellulaire sous-dermique ; c'est ce dont on peut s'assurer si l'on cherche à limiter la petite tumeur en la saisissant entre le pouce et l'index. Il est impossible d'imprimer aucun mouvement à la peau sans que la tumeur la suive. Elle peut être, du reste, très-facilement limitée, même quand les taches sont confluentes, alors on trouve plusieurs noyaux réunis entre eux par un tissu œdématié. Ces noyaux soulèvent la peau, à laquelle ils font faire une saillie à sommet arrondi et dont les bords se terminent par une pente insensible. Il se produit en même temps une infiltration du tissu cellulaire périphérique, qui donne lieu à un empâtement facile à constater à l'aide de la pression exercée par les doigts ; ceux-ci, une fois enlevés, laissent une petite cupule qui persiste quelques instants.

Après être restée trois ou quatre jours dans cet état, la nouure va prendre une couleur légèrement violacée. A ce moment la douleur tend à disparaître et le noyau induré se ramollit, s'affaisse graduellement. Il fait place à une plaque encore un peu saillante. Celle-ci donne à la palpation une sensation de fausse fluctuation, qui, s'ajoutant à l'apparence phlegmoneuse de tout à l'heure, pourrait faire croire à un abcès, si l'expérience ne nous apprenait qu'il n'y a jamais suppuration.

Bientôt cette plaque va passer dans un espace de temps difficile à limiter par toutes les teintes de l'ecchymose : du yiolet au noir, du noir au bleu, bleu clair, olivâtre, jaune verdâtre, enfin jaune-paille, et la tache disparaît. Ces changements paraissent se manifester à la fois dans toute la surface de la tache, tandis que, dans l'ecchymose, le centre est généralement encore noir quand les bords sont déjà jaunes. Cependant ces taches, qui restent circonscrites dans les limites où on les voit naître, paraissent se rétrécir peu à peu au moment de disparaître, c'est-à-dire que les bords se sont effacés alors qu'on peut encore apercevoir le centre de la tache. Lorsque les taches ont pris la teinte violacée, l'empâtement périphérique disparaît. Le palper ne donne plus aucun signe, l'épiderme étant partout au même niveau. On ne retrouve plus ni saillie, ni fluctuation, ni douleur.

Ces plaques vont bientôt s'effacer et disparaître, sans laisser aucune trace de leur passage. Souvent cependant une desquamation épithéliale se fait à l'endroit qui a été le siége de l'érythème, d'autant plus abondante que l'érythème était plus confluent.

Il arrive quelquefois, surtout chez les enfants, que certaines nouures apparaissent rosées dès le début, au lieu d'être d'un rouge sombre. Ces taches, qui se montrent principalement dans les poussées nouvelles de l'érythème noueux, paraissent être envahies par une congestion moins vive. Elles sont en général très-discrètes, peu saillantes, peu indurées, peu douloureuses, et s'effacent bientôt sans avoir pris les diverses teintes ecchymotiques.

Les tumeurs érythémateuses apparaissent presque exclusivement sur les membres, où elles occupent une place à peu près symétrique. On trouve encore quelques nodosités signalées sur le visage ; quant au tronc, elles sont excessivement rares, s'il en existe.

Leur siége de prédilection paraît être les jambes et

les articulations, où ou les trouve presque toujours placées dans le sens de l'extension. Aux jambes, elles
occupent la partie antéro-interne, à cet endroit où le
tibia n'est recouvert que par la peau, ce qui a fait dire
à Trousseau : « Le siége de prédilection de l'érythème
noueux est sur les membres, dans les points où la
peau n'est séparée des os que par une couche de parties molles. » Là elles sont généralement très-larges,
très-nombreuses, confluentes.

Les articulations le plus fréquemment atteintes sont
les genoux d'abord, puis les coudes. Aux genoux, elles
occupent principalement la partie antérieure, où elles
viennent se grouper autour de la rotule, à laquelle elles
forment comme un collier. Aux coudes, elles occupent
surtout la partie postérieure, où elles entourent la saillie
que fait l'olécrâne sous la peau. Puis viennent les éruptions, mais bien plus rares et plus discrètes, sur les
articulations radio-carpiennes, tibio-tarsiennes et coxo-
fémorales, surtout au niveau du pli fessier. Enfin, sur
l'avant-bras, à la partie postérieure et interne, au niveau
du bord postérieur et de la face interne du cubitus ; et
sur la cuisse, surtout au niveau de sa face postéro-
externe.

L'érythème noueux n'existe pas seulement sur la
peau, l'éruption peut aussi se faire sur les membranes
muqueuses. Trousseau, dans sa clinique médicale, a
cité un cas dans lequel une femme de quarante-cinq
ans, après avoir eu plusieurs poussées successives
d'érytheme noueux sur les membres, vit une plaque
érythémateuse apparaître sur la conjonctive dans l'angle
externe de l'œil gauche. Je puis ajouter à celle-ci deux

autres observations dans lesquelles l'éruption se fait également sur la conjonctive.

Pospelow (1), en 1876, a publié l'observation d'une femme de 45 ans qui présentait des plaques d'érythème noueux sur les bras et sur les jambes, et en même temps on constatait des nodosités analogues sur le voile du palais, sur la moitié gauche de la voûte palatine, à la pointe de la langue et à la lèvre supérieure. Ces nouures des muqueuses ont tous les signes de 'érythème noueux cutané, cependant elles paraissent s'effacer avec beaucoup plus de rapidité,

Les symptômes généraux sont plus ou moins intenses, suivant que l'éruption érythémateuse est plus ou moins étendue, plus ou moins confluente.

Le malade a de la fièvre, une céphalalgie frontale assez intense. La peau est chaude, le pouls est fréquent. La température monte jusqu'à 39°, 40° et 41°. C'est au moment de l'éruption que les symptômes fébriles atteignent le summum, ils s'atténuent ensuite et disparaissent complétement lorsque les taches prennent la teinte violacée.

La bouche est pâteuse, la langue est fébrile, large, couverte d'un enduit blanchâtre et rosée sur les bords. La soif est assez vive. L'appétit est nul. La diarrhée est fréquente et elle présente comme caractère d'apparaître au moment de l'éruption pour disparaître bientôt; ou bien, si elle dure quelque temps, on la voit augmenter à une nouvelle poussée d'érythème.

Cette simultanéité dans l'apparition de la diarrhée

(1) Petersbourg, med. Wochenbl., n° 40, 1876.

au moment même de l'apparition de l'éruption érythémateuse, alors que rien ne paraît y prédisposer ; cette
éruption noueuse qui se fait non-seulement sur la peau,
mais aussi sur les muqueuses accessibles à la vue,
m'ont fait penser qu'il pourrait se faire une éruption
de même ordre sur la muqueuse intestinale.

En effet, dans l'observation III, le jeune Alexandre
a vu survenir sa diarrhée au moment même où l'éruption est apparue sur la peau.

Dans l'observation I, c'est au moment de la seconde
poussée d'érythème qu'est apparue la diarrhée.

Enfin, dans l'observation II, la jeune Blanche est
prise de diarrhée le 19 octobre au moment de la première apparition des taches. Cette diarrhée très-forte
se continue pendant quelques jours, et au moment où
elle va disparaître, après avoir sensiblement diminué,
il se fait le 25 octobre une nouvelle poussée d'érythème.
La diarrhée revient très-abondante comme s'il s'était
fait sur l'intestin une nouvelle éruption coïncidant avec
celle qui s'est manifestée sur la surface cutanée.

N'avons-nous pas vu aussi que cette éruption ne se
faisait pas seulement sur la peau, mais aussi sur les
muqueuses?

On trouvera plus loin deux observations, où cette
éruption noueuse se montre sur la conjonctive, et l'observation de Pospelow, importante surtout par ce fait
que les nouures, après s'être manifestées sur la peau,
ont envahi la muqueuse buccale.

Si donc on rapproche ces différentes observations
les unes des autres, on sera tenté d'admettre cette
éruption sur la muqueuse intestinale.

Il ne faudrait pas croire que cette éruption sur les muqueuses soit spéciale à l'érythème noueux ; beaucoup d'auteurs en France et surtout en Allemagne admettent que dans les exanthèmes l'éruption peut s'étendre aux muqueuses.

Les savants travaux de M. le professeur Gubler sur l'érysipèle interne n'en sont-ils pas une preuve ?

Rostan, dans son traité du diagnostic, ne dit-il pas avoir vu un canal alimentaire garni des mêmes pustules que celles de la bouche, depuis l'œsophage jusqu'au rectum, chez un individu mort d'une variole confluente dans la période de suppuration ?

Mais, quelque séduisantes que puissent être ces raisons, je ne puis émettre cette opinion qu'à titre d'hypothèse ; car en aucun cas la nécropsie n'est venue apporter la démonstration péremptoire des altérations matérielles de la muqueuse intestinale, et cela du reste ne peut arriver qu'exceptionnellement, l'érythème noueux étant par lui-même une affection bénigne qui cause très-rarement la mort.

Béhier, dans une de ses cliniques à l'Hôtel-Dieu, a beaucoup insisté sur la fréquence et l'abondance des épistaxis dans l'érythème noueux. Il ne voyait pas seulement une éruption hémorrhagique locale, chaque petite saillie portant à son centre un foyer hémorrhagique ; mais il voyait dans les épistaxis une tendance à l'hémorrhagie générale. Elles lui indiquaient chez ces malades un état général prédisposant à l'hémophilie par suite très-probablement d'une anomalie dans la crase sanguine. Il comparaît l'érythème noueux au purpura et au scorbut.

Avant lui, Hébra avait appelé l'attention sur ce point ; et dans le traité des maladies de la peau de Rayer, je trouve une observation qui vient mettre en lumière cette tendance hémorrhagique de l'érythème noueux. Il s'agit d'un individu qui eut un érythème noueux presque généralisé. Plusieurs de ces plaques devinrent confluentes ; et deux jours après l'entrée de cet homme, on observa, sur plusieurs points correspondant aux nouures primitives, et dans les intervalles qui les séparaient, des taches évidemment hémorrhagiques, analogues à celles du purpura.

Les malades se plaignent de douleurs vagues dans les muscles et dans les articulations. Elles sont surtout plus intenses au niveau des articulations qui sont le siége de l'éruption. Mais c'est plutôt de l'accablement, du brisement des membres que de véritables douleurs rhumatismales ; on pourrait donc les considérer comme spéciales et propres à l'érythème noueux.

Cette question fut longuement discutée au sein de la Société médicale des hôpitaux, en 1859. Au cours d'une discussion qui s'éleva à propos d'une observation de M. Sée, tendant à prouver que les douleurs que l'on observait dans l'érythème noueux n'étaient pas les mêmes que celles du rhumatisme, M. Bergeron a dit : « J'ai vu très-souvent des douleurs arthralgiques dans l'érythème noueux, elles étaient semblables à celles qui accompagnent la fièvre ; ou bien elles avaient plus d'intensité et en étaient indépendantes. En effet, ces douleurs auxquelles M. Hardy a donné le non de rhumatoïdes, sont comparables à celles de la scarlatine et de la variole. Elles surviennent surtout très-fortes pendant l'éruption, on les voit souvent précéder l'éruption ou lui succéder. Elles ne sont accompagnées ni de rougeur manifeste de la peau, ni de gonflement, ni d'épanchement de sérosité dans l'articulation. Les mouvements provoqués ou spontanés s'exécutent sans gêne appréciable, ni craquements intra-articulaires, mais ils sont douloureux.

Il est cependant des cas où il est impossible de ne pas reconnaître à ces arthralgies tous les signes qui constituent la douleur rhumatismale. C'est alors un rhumatisme articulaire aigu qui est venu s'ajouter à l'érythème. On pourra s'en assurer par les observations publiées plus loin.

MARCHE. — RÉCIDIVES.

L'érythème noueux peut présenter dans sa marche une première période, dite période prodromique.

Puis arrive une seconde période qu'on pourra appeler période d'état, et qui est caractérisée par les symptômes fébriles et gastro-intestinaux constatés dans la période prodromique, et par des nouures de couleur rouge foncé, puis rose ; elles sont saillantes, douloureuses, leurs noyaux sont durs, faciles à limiter. Au bout de trois ou quatre jours ces noyaux ont disparu et l'on sent à la place une sorte de fluctuation.

A ce moment commence la troisième période ou période de déclin. Les symptômes fébriles ont disparu ainsi que l'embarras gastrique, l'appétit revient, la langue se débarrasse et les taches n'ont plus du tout le même aspect : elles ne sont plus ni saillantes, ni douloureuses ; elles n'ont plus ni l'induration, ni la fluctuation de tout à l'heure. Le tissu cellulaire périphériqne n'est plus empâté, il ne reste plus que des macules qui vont prendre la teinte violette, verte, puis jaune et disparaître.

Mais la maladie est loin de présenter toujours une marche aussi régulière. Souvent dans les formes bénignes, les prodromes manquent, on ne constate pas la fièvre, et les nouures très-discrètes, sous une apparence peu congestive, peuvent disparaître rapidement sans qu'on ait pu saisir le changement de coloration.

D'autres fois, et c'est le cas le plus fréquent, les récidives viennent modifier la marche de la maladie. Après une première éruption, au bout de quelques jours, l'amendement constaté dans les symptômes fébriles ne se continue pas, et sans qu'on puisse en trouver la cause, on voit la température monter ; la peau devient chaude, le malade est repris de courbature et de douleurs articulaires. Le lendemain on constate une nouvelle éruption. On pourra donc prévoir une nouvelle poussée d'érythème chaque fois qu'on verra l'hyperthermie s'accuser tout à coup, sans qu'on puisse trouver dans les viscères aucune lésion qui donne l'explication de cette réaction fébrile.

La poussée nouvelle n'attend point que l'éruption précédente soit guérie pour apparaître, aussi voit-on souvent sur la même partie du corps des taches, de couleur différente suivant leur âge, mélangées entre elles ; ce qui donne à la peau un aspect tigré.

Amiaud.

Il est fréquent de voir survenir trois ou quatre éruptions successives à quelques jours seulement de distance.

TERMINAISON. — CONVALESCENCE. — DURÉE.

La maladie se termine par résolution accompagnée quelquefois de desquamation.

Cependant M. le professeur Hardy admet une forme chronique de l'érythème noueux. Voici quelle est l'opinion de Trousseau à ce sujet : « Suivant M. le professeur A. Hardy, l'érythème noueux peut revêtir des allures de chronicité par suite d'éruptions qui se succèdent pendant plusieurs mois, pendant même une ou deux années. Dans cet état chronique il a vu quelquefois les tumeurs noueuses des jambes se prolonger, se ramollir et s'ulcérer ; ces ulcérations sont arrondies, taillées à pic et ont un fond grisâtre ; elles simulent des ulcères syphilitiques.

« L'observation attentive du malade, l'existence de tumeurs noueuses non ulcérées, l'examen des antécédents, vous feront éviter l'erreur. Cet état de chronicité de l'érythème noueux avec ou sans ulcération paraît, suivant non savant collègue de l'hôpital Saint-Louis, se rattacher à une affection scrofuleuse qui donne à la maladie son aspect insolite.

« Je n'oserais affirmer que l'érythème chronique, dont parle ici M. Hardy, soit bien la même maladie que celle dont je viens de vous entretenir ; il serait possible qu'une affection cutanée, à formes étranges, eût donné le change à l'habile médecin à l'opinion duquel j'hésite à me ranger. »

La durée de la maladie est de deux ou trois septénaires, mais s'il y a récidives, il est impossible de lui assigner une limite.

Quelques jours suffisent en général pour le rétablissement complet du malade, mais les choses ne se passent pas toujours ainsi ; la convalescence est quelquefois très-longue, aussi longue que celle d'une fièvre infectieuse, tant les malades sont affaiblis. Quelquefois la fièvre tombe et l'appétit ne revient pas. On voit les malades pâlir, s'amaigrir. Les téguments sont décolorés, les gencives et les conjonctives sont très-pâles. La débilité est extrême. En un mot, on constate tous les signes d'une anémie profonde dont les malades ont beaucoup de peine à se refaire.

M. Rilliet et Barthez ont remarqué la fréquence de cette anémie chez les enfants : « L'éruption effectuée, très-souvent la pâleur du début augmente, il s'y joint de l'essoufflement et des palpitations, quelquefois même des accès fébriles rémittents et le stéthoscope fait entendre un bruit de souffle des mieux caractérisés dans les vaisseaux du cou. »

Avant d'aller plus avant dans l'étude de l'érythème noueux, je vais publier quelques-unes des observations qui m'ont servi de guide dans la description de cette maladie.

OBSERVATION Iʳᵉ. — Erythème noueux. Diarrhée.

La nommée Augustine Noël, âgée de 10 ans, entre dans le service de M. Bergeron à l'hôpital Sainte-Eugénie, salle Sainte-Mathilde, lit n° 23, le 28 octobre 1878.

Hérédité. — Le père est rhumatisant.

Antécédents. — L'enfant n'a jamais eu de rhumatisme, bonne santé habituelle. Il y a un an elle a eu la rougeole et n'a jamais fait d'autres maladies.

Elle habite à l'entresol au fond d'une cour obscure et très-humide. Elle paraît aussi assez mal nourrie.

Début. — Sans qu'on ait pu constater aucun prodrôme, la maladie a débuté, il y a quinze jours, par l'application à la face interne des tibias d'élevures rouges et douloureuses. A ce moment, elle a eu un peu de malaise et de la fièvre, mais a continué à aller à l'école.

Samedi dernier, 26 octobre, une nouvelle poussée d'érythème est survenue à la région interne des tibias, autour des articulations du genou et du coude. La fièvre qui avait cessé à reparu, mais plus intense. La malade se plaint de céphalalgie. Des épistaxis se répètent à deux fois différentes dans la journée. Elle a une soif vive, de l'inappétence, de la diarrhée qui dure depuis l'apparition de la nouvelle érúption.

L'enfant ne s'est plainte de douleur que dans l'articulation du genou.

État actuel. — Le 28 octobre.

Ce soir, température rectale 40°6; pulsations 118.

On trouve une éruption d'érythème noueux à la face interne et antérieure des jambes, autour des deux articulations du genou et en avant, en arrière de l'articulation coxo-fémorale au niveau du pli fessier, en arrière de l'articulation radio-carpienne. Ces nodosités occupent toutes le côté de l'extension articulaire ; elles sont aussi remarquables par la façon symétrique dont elles sont disposées sur les membres. Elles sont disséminées, isolées les unes des autres, variant comme étendue de la largeur d'une lentille à celle d'une pièce d'un franc ; aux jambes cependant elles sont plus rapprochées, et au niveau du tiers inférieur des deux côtés, elles deviennent confluentes; quatre ou cinq de ces nodosités se sont réunies et ont fermé une vaste plaque qui est très-douloureuse et où l'on sent au palper plusieurs noyaux. Elles ont une forme légèrement ovalaire dont le grand axe est parallèle à celui de la jambe. Celles qui entourent les articulations paraissent, pour la plupart, avoir leur axe parallèle à une ligne qui circonscrit l'articulation.

Cette éruption est formée par des élevures qui sont d'un rouge foncé au centre, offrant une décoloration progressive et se confondant insensiblement avec la peau saine. Cette rougeur de la peau disparaît sous la pression du doigt. Ces taches donnent au palper la sensation d'une saillie à sommet arrondi, contenant un noyau très-dur et très-douloureux au simple toucher, de forme légèrement ovalaire avec un empâtement périphérique. Aux jambes, les taches nouvelles sont séparées les unes des autres par des taches ecchymotiques non saillantes, non douloureuses, qui paraissent dues à une éruption plus ancienne.

Les articulations ne sont pas douloureuses, excepté toutefois les deux genoux, qui ne présentent cependant ni rougeur ni tuméfaction.

La peau est chaude, la langue est blanche, saburrale, la soif est vive, les selles sont fréquentes et diarrhéiques, céphalalgie, pas d'épistaxis nouvelles depuis l'entrée.

Rien au cœur.

Rien dans les poumons.

Pas d'albumine dans les urines.

Repos au lit ; bouillon.

Le 29 octobre. Ce matin, pouls 100 ; temp. rect. 38°4.

L'enfant a dormi très-peu cette nuit, tourmentée qu'elle était par la soif. La fièvre est moindre ce matin. La langue est humide, et toujours recouverte d'un enduit blanchâtre. La diarrhée a diminué. Quelques taches érythémateuses nouvelles et très-discrètes se sont montrées sur la face externe des cuisses ; elles relient celles qui entourent le genou en avant avec celles qui recouvrent la partie postérieure de l'articulation coxo-femorale.

Bouillon, repos au lit.

Le 30 octobre, hier soir, temp. rect. 40° ; ce matin, puls. 100 ; temp. rect. 38°.

La température a baissé ce matin de deux degrés, mais la peau est encore chaude et les symptômes gastro-intestinaux se maintiennent. Pas de selle depuis hier. Les taches pâlissent et deviendent rosées. Les noyaux sont moins durs mais toujours douloureux à la pression. Pas de poussée nouvelle d'érythème, les douleurs articulaires du genou ont disparu.

Bouillon ; purger avec citrate de magnésie 30 grammes dans un demi-pot de limonade.

Le 31 octobre. Hier soir, temp. rect. 39°2 ; ce matin, puls. 96 ; temp. rect. 37°6.

L'enfant est allée plusieurs fois à la selle hier avec le purgatif. La température a diminué. La langue est moins saburrale. Les premières taches signalées aux jambes ont pris successivement toutes les teintes d'un épanchement sanguin sous-cutané en voie de résolution.

Le doigt appuyé sur la peau de la face interne du tibia laisse une dépression qui persiste quelque temps,

Pas d'albumine dans les urines.

Bouillon, potage ; repos au lit.

Le 1ᵉʳ novembre. Hier soir, temp. rect. 37°6 ; ce matin, puls. 96 ; temp. rect. 37° ; la fièvre tombe ; l'appétit commence à revenir.

Le 2 novembre. Hier soir, temp. rect. 37°4 ; ce matin, puls. 90 ; temp. rect. 37°5.

Le 3 novembre. Hier soir, temp. rect. 37°2 ; ce matin, puls. 88 ; temp. rect. 37°.

Les plaques érythémateuses commencent à prendre une teinte légèrement violacée, elles ne sont presque plus douloureuses à la pression. Si l'on promène le doigt sur la peau on sent que la saillie s'est déprimée et l'on trouve à la place de l'induration une fluctuation très-manifeste au niveau des taches les plus larges. L'enfant n'accuse aucune douleur dans les articulations.

Bouillon, potage, œufs à la coque.

Le 5 novembre. Les taches sont violacées, sans saillies, sans douleur. Toute fluctuation et tout empâtement périphérique ont disparu.

L'enfant n'a plus de fièvre depuis quelques jours ; elle a bon appétit mais elle est très-pâle et très-faible. On entend un souffle doux à la base du cœur et au premier temps ; ce souffle se propage dans les vaisseaux du cou.

Vin de quinquina, fer réduit.

Le 10 novembre. L'enfant va très-bien, quoique encore très-pâle.

Les taches ont un aspect jaunâtre lorsque l'enfant est couchée ; si elle se lève, les taches deviennent violacées, presque noires. Il se fait une desquamation épithéliale dans tous les points où a existé l'érythème, et surtout à la face interne des tibias.

La malade part aujourd'hui en convalescence pour Epinay.

Cette observation est intéressante par la marche régulière de l'érythème noueux, qui donne une idée très-nette de cette affection chez les enfants. Cependant les prodromes manquent absolument. Mais on trouve des antécédents de famille rhumatismaux, des épistaxis, de la diarrhée survenant au moment de la seconde poussée et enfin des douleurs articulaires qui paraissent être de simples douleurs de voisinage siégeant dans les articulations situées près des nouures. On trouve aussi dans la période de déclin cette anémie si fréquente chez les enfants et que nous allons retrouver dans les observations suivantes.

Obs. II. — Erythème noueux. Diarrhée. Hérédité.

La nommée Blanche Jolly, âgée de 6 ans 1/2, entre dans le service de M. Bergeron, à l'hôpital de Sainte-Eugénie, salle Sainte-Mathilde, lit 19, le 21 octobre 1878.

Hérédité. — — Père et mère rhumatisants.

La mère a été prise, à deux fois différentes, de rhumatisme articulaire aigu.

Le père a eu cinq attaques successives, revenant à peu près tous les deux ans au commencement de l'hiver.

Le grand-père maternel, rhumatisant aussi, aurait été emporté subitement, pendant une rechute de rhumatisme articulaire aigu, par une complication cérébrale.

La mère raconte qu'elle aurait eu, à l'âge de 20 ans, avant toute attaque de rhumatisme, des taches douloureuses et rouges, ressemblant à celles de sa fille, et siégeant à la face antéro-interne de la jambe, au genou et au coude. Au dire de la mère, ces taches, au bout d'un certain temps, sont devenues noires comme si elle avait reçu un coup à cet endroit.

D'après ces renseignements qui sont assez nets, cette femme, née d'un père rhumatisant, paraît bien avoir eu une éruption d'érythème noueux précédant ses deux attaques de rhumatisme.

Antécédents. — L'enfant n'a jamais eu de douleurs rhumatismales.

Elle a été élevée au sein par la mère, à Paris.

En 1875, elle a eu une bronchite qui a parfaitement guéri en huit jours.

En 1876, eczéma impétigineux du cuir chevelu.

En 1877, elle entrait à l'hôpital de Sainte-Eugénie, salle Sainte-Marguerite, où elle a été soignée pour une dysentérie.

Bonnes conditions hygiéniques, bonne nourriture. logement bien aéré, non humide.

Début. — Jeudi dernier, 17 octobre, après être allée au bain, elle fut prise de fièvre et elle est restée couchée dans la journée.

Vendredi, malgré la fièvre, elle est allée à l'école. Le soir, elle est revenue se plaignant d'une grande douleur de tête et d'un malaise général, elle n'avait pu manger dans la journée.

Samedi, on peut encore la conduire à l'école; mais le soir, elle accuse des douleurs dans les jambes (comme si elle avait reçu des coups de bâton). Apparition, pour la première fois, de plaques érythémateuses autour de l'articulation du genou.

La fièvre est très-forte. Elle a de la diarrhée. Elle n'a pu dormir et s'est plainte continuellement de douleurs dans la tête et dans les jambes.

Etat actuel. — Ce soir, pouls, 136; température rectale 40,1

L'enfant a le pouls fréquent, la peau chaude. Elle n'a nullement l'aspect typhique. La langue est blanche, humide. La diarrhée persiste.

Sur la face antéro-interne de la jambe et le bord antérieur du tibia des deux côtés, on trouve des papules grosses comme une pièce de deux francs, à base dure, d'une teinte rouge foncé à la partie la plus saillante, plus pâle et rosée sur les bords, entourés eux-mêmes d'une aréole rosée d'aspect phlegmoneux. De plus, de chaque côté autour des rotules, disposées assez régulièrement suivant une courbe à concavité supérieure, se voient cinq papules rosées, séparées par des intervalles de peau saine.

Douleur vague très-légère dans les articulations, provoquée par la pression et les mouvements que l'on imprime aux membres, mais qui s'exécutent avec facilité et sans craquements. Les articulations ne présentent aucune tuméfaction ni rougeur, ni aucun signe d'épanchement intra-articulaire ; celle qui paraît la plus douloureuse est l'articulation du genou, la seule envahie par les saillies érythémateuses

Pas d'éruption sur les membres supérieurs des deux côtés.

Les ganglions inguinaux ne sont pas douloureux.

Rien au cœur.

Rien dans les poumons.

22 octobre. Pulsations, 130 ce matin ; température rectale, 39,8.

La nuit a été mauvaise. L'enfant se plaint encore de douleurs dans les jambes, mais aucune trace de rhumatisme articulaire aigu. La langue est blanche, la diarrhée persiste. L'éruption a le même aspect qu'hier ; les taches sont douloureuses et on constate un léger empâtement du tissu cellulaire périphérique, surtout en avant du tibia. Le doigt, appliqué à ce niveau, laisse une dépression qui persiste quelques instants.

Les urines ne contiennent pas d'albumine. Pas d'augmentation appréciable dans la quantité des urates.

Repos au lit. Bouillon.

Potion avec salicylate de soude 2 grammes.

Le 23. Hier soir, temp. r. 40,5. Ce matin, pouls 120; temp. r. 38,3.

Hier soir la peau était très-chaude et la température s'est maintenue très-élevée; la nuit cependant a été bonne, l'enfant a dormi. Ce matin on constate une défervescence très-grande de la température. L'enfant va mieux; elle m'annonce elle-même qu'elle n'a plus de douleurs dans les jambes. Les nodosités sont d'un rouge plus pâle, moins indurées et paraissent moins douloureuses à la pression.

L'empâtement du tissu cellulaire périphérique persiste.

La langue paraît se débarrasser. La diarrhée est bien moins abondante; une seule selle liquide dans la journée.

Bouillon, potage.

Potion avec salicylate de soude 2 grammes.

Le 24. Hier soir, temp. r. 38°; ce matin, puls. 130, temp. r. 38,4.

L'enfant a de la fièvre, la peau est chaude et la température a augmenté de 4/10 sur celle d'hier soir. Le ventre n'est pas ballonné, mais paraît douloureux; une seule selle diarrhéique hier soir. Elle se plaint de malaise général et d'une vive douleur de tête; cependant,

les nouures sont très-peu saillantes et presque pas douloureuses.

Pas d'éruption nouvelle.

Rien au cœur, rien aux poumons.

Bouillon. Potion avec salicylate de soude 2 grammes.

Le 25. Hier soir, temp. r. 38,6. Ce matin, puls. 120 ;
temp. r. 38,4.

De nouvelles saillies érythémateuses ont apparu hier
dans la journée. Elles sont symétriquement placées à la
partie postérieure des deux articulations radio–carpien-
nes et des deux articulations du coude. Elles sont
situées du côté de l'extension des deux articulations ;
elles sont très-disséminées, mais très-larges et très-
douloureuses.

La diarrhée a redoublé cette nuit, l'enfant a eu plusieurs selles liquides.

Pas d'albumine dans les urines.

On supprime la potion avec le salicylate de soude qui
ne paraît pas produire grand effet sur la maladie.

On donne une potion avec sous-nitrate de bismuth
4 grammes. Bouillon.

Le 26. Hier soir, temp. r. 38,2. Ce matin, puls. 118 ;
temp. r. 38°.

Le sous-nitrate de bismuth n'a pas sensiblement
diminué la diarrhée. La langue est toujours blanche et
l'enfant sans appétit.

Les premières taches ont pris une couleur violacée,
toute douleur et induration ont cessé. On perçoit facilement dans les taches les plus grandes une sensation de
fluctuation.

On continue la potion avec sous-nitrate de bismuth 4 grammes. Bouillon.

Le 27. Hier soir, temp. r. 38,3. Ce matin, puls. 108 ; temp. r. 37,8.

Le 28. Hier soir, temp. r. 38,2. Ce matin, puls. 90 ; temp. r. 37,5.

L'enfant est assise sur son lit et s'amuse. Elle est complétement apyrétique et n'a eu qu'une selle hier soir. Cependant elle est très-anémique, pâleur extrême des téguments et de la conjonctive, la muqueuse gingivale est décolorée. Souffle doux au premier temps et à la base du cœur. Souffle dans les vaisseaux du cou.

On supprime la potion au bismuth.

On donne : vin de quiquina, fer réduit, bouillon, potage, œuf.

Le 29. Hier soir, temp. r. 38°. Ce matin, puls. 78 ; temp. r. 37,5, •

L'appétit revient difficilement. Vin de quinquina, fer réduit.

Le 31. Les taches on pris une couleur olivâtre. A la face antérieure du tibia on les trouve mélangées à des taches encore violacées. L'enfant se lève.

Vin de quinquina, fer réduit.

10 novembre. Quoique plus récentes, les taches ont en partie disparu au genou et au coude. Il n'en reste plus que quelques-unes d'aspect jaunâtre aux jambes.

De nouvelles éruptions d'érythème ne s'étant pas reproduites depuis le 24 octobre, l'enfant est envoyée en convalescence à Épinay.

Obs. III. — Erythème noueux. Diarrhée. Conjonctivite.

Le nommé Batin (Alexandre), âgé de 13 ans, entre dans le service de M. Bergeron, à l'hôpital de Sainte-Eugénie, salle Saint-Benjamin, lit 6, le 7 mai 1877.

Antécédents. — L'enfant est d'une bonne santé habituelle.

Depuis huit jours, il se plaint de céphalalgie, de malaise et de fièvre.

Depuis quatre jours il a des épistaxis, de la diarrhée et des douleurs dans les membres. A ce moment est apparue une éruption sur les membres inférieurs.

7 mai. Ce soir, l'enfant a de la fièvre et se plaint toujours de douleurs dans les jambes. On constate une éruption d'érythème noueux siégeant à la face antéro-interne des jambes et autour de l'articulation du genou. On ne trouve rien sur les membres supérieurs.

Une petite papule s'est développée sur la conjonctive du côté gauche.

L'enfant est anémique, les muqueuses sont décolorées, le teint est pâle. Cependant il n'y a pas de souffle appréciable dans les vaisseaux du cou.

Rien au cœur.

Rien dans la poitrine.

Le 8. L'enfant est à peu près apyrétique. Les douleurs des membres ont disparu et les taches ont pâli.

Le 9. L'apyrexie est complète. Les taches s'affaissent, laissant après elles une teinte ecchymotique.

Le 12. L'enfant ne prend pas d'appétit. — Citrate de

magnésie, 30 grammes dans un pot de limonade. Chaque jour, quassia amara et rhubarbe.

Le 21. L'enfant sort a peu près guéri. Les taches ne sont plus douloureuses et ont pris un aspect violacé.

Obs. IV. — Erythème noueux. Epanchement synovial dans les deux genoux.

Le nommé Berthier (Dominique), âgé de 13 ans, entre dans le service de M. Cadet de Gassicourt, à l'hôpital de Sainte-Eugénie, salle Saint-Joseph, lit 22, le 11 septembre 1877.

Antécédents. — On ne trouve pas de rhumatisants dans la famille. Le père et la mère sont d'une bonne santé.

Lui-même ne s'est jamais plaint de douleurs articulaires.

Au moment de la dentition il a eu des convulsions.

A 3 ans, un érysipèle de la face lui a fait garder le lit pendant huit jours.

A cinq ans il a eu la rougeole.

Cet enfant n'a jamais été malade depuis cette époque et paraît d'une bonne constitution. Il habite avec ses parents dans un logement élevé et non humide. Il est bien nourri.

Début. — L'enfant raconte qu'il est tombé dans l'eau il y a huit jours, en voulant sauter d'un bateau dans un autre. Ne pouvant changer de vêtements à la suite de cet accident, il fut pris d'un refroidissement très-grand et prolongé. Il resta ainsi pendant trois heures, et le lendemain matin, il fut pris de mal de gorge, de fièvre, de soif vive.

Les jours suivants, la fièvre fut en augmentant, quoique l'angine eût bien diminué sous l'influence d'un vomitif administré immédiatement. A cette fièvre vinrent s'ajouter un malaise général, une céphalalgie intense, de la perte d'appétit et de sommeil, des douleurs violentes dans les articulations.

Il y a quatre jours, des plaques rouges et douloureuses se sont montrées sur les membres inférieurs et supérieurs.

11 septembre. Pulsations 110. Tempér. du soir 39,4. Le 12. Ce matin, puls. 80 ; temp. 39°.

Les plaques d'érythème noueux sont très-nombreuses; elles occupent toute la partie antérieure des deux jambes, au niveau de la crête du tibia ; elles enveloppent la face antérieure des genoux. On trouve deux ou trois plaques à la partie postérieure des cuisses, mais il en existe plusieurs au niveau des plis fessiers des deux côtés. Enfin, la face postérieure des deux avant-bras et surtout la partie postérieure du coude sont recouvertes par des nouures.

La fièvre est assez intense, la peau est chaude, la langue blanche.

L'enfant se plaint de douleurs articulaires surtout aux genoux. Il a grand'peine à se remuer dans son lit.

Rien au cœur.

Rien dans les poumons.

Le 13. Hier soir, puls. 104 ; temp. 39,4. Ce matin, puls. 80 ; temp. 38,5.

Amiaud.   4

Les plaques érythémateuses ont pris un aspect violacé aux jambes, aux genoux et aux avant-bras.

Les douleurs articulaires persistent; elles sont plus intenses au niveau des articulations du genou, qui sont rouges et présentent un léger épanchement intra-articulaire.

Les culs-de-sac supérieur et inférieur de la synoviale, sont distendus.

Potion avec 7 grammes de bicarbonate de soude.

Le 14. Hier soir, puls. 100; temp. 39,3. Ce matin, puls. 80; temp. 38,6.

Ce matin l'érythème est plus violacé. On n'a pas constaté de nouvelle éruption.

Potion avec bicarbonate de soude 8 grammes.

Le 15. Hier soir, puls. 113; temp. 39,3. Ce matin, puls. 100; temp. 38,4.

Le 16 septembre. Hier soir puls. 100. temp. 39°; ce matin puls. 106. temp. 38°,7.

Le 17 septembre. Hier soir puls. 100, temp. 39°, 4; ce matin puls. 86, temp. 37°,4.

Le 18 septembre. Hier soir puls. 90, temp. 39°5; ce matin puls. 96. temp. 38°.

Les symptômes généraux ne paraissent pas s'amender. L'érythème ne s'est pas étendu, mais il a pris par place une teinte jaune violacé, qui ressemble beaucoup à celle d'une contusion en voie de résolution.

L'épanchement dans la synoviale du genou droit a diminué, celui du genou gauche au contraire est plus considérable qu'à l'entrée.

Le 19 septembre. Hier soir puls. 86, temp. 39°,3; ce matin puls. 86, temp. 37°.

L'éruption a conservé le même aspect, mais l'épanchement synovial du genou gauche a considérablement diminué depuis hier. La fièvre persiste encore avec exacerbation le soir ; elle donne un tracé analogue à celui de la fièvre typhoïde.

Continuation de la potion avec 8 grammes de bicarbonate de soude.

Le 20 septembre. Hier soir puls. 90, temp. 38°,9 ; ce matin puls. 76, temp. 37°,2.

Le 21 septembre. Hier soir puls. 84, [temp. 38°,2 ; ce matin puls. 76, temp. 37°,4.

Le 22 septembre. Hier soir puls. 90, temp. 37°, 6 ; ce matin puls. 76, temp. 37°.

Le 23 septembre. L'érythème après avoir passé par toutes les nuances du brun et du violet, s'efface de plus en plus, sans qu'on ait constaté de poussées nouvelles.

La température est aujourd'hui normale et toute douleur articulaire a disparu.

Suppression de la potion avec le bicarbonate de soude.

Le 30 septembre. Une desquamation se fait sur les points où l'éruption s'est montrée.

L'enfant sort guéri aujourd'hui.

Obs. V. — Erythème noueux et papuleux. Rhumatisme articulaire aigu. — (Observation de M. Siredey, prise dans les Annales de dermatologie et de syphiligraphie de 1871.)

C... (Léon), âgé de 5 ans, est d'une constitution délicate et d'un tempérament lymphatique. Son grand-père paternel, âgé de 70 ans, a été atteint plusieurs fois de douleurs dans les jointures, et il vient d'être opéré avec succès d'un calcul vésical, formé en majeure partie d'acide urique. Son père est dyspeptique et très-sujet à la migraine ; il n'a jamais eu d'attaque de rhumatisme. Sa mère d'une faible constitution est également dyspeptique; atteinte d'angine pharyngée chronique, elle présente au sommet du poumon droit, depuis quatre ans environ, des signes non équivoques de tubercules pulmonaires, mais qui, d'ailleurs, n'ont pas sensiblement progressé depuis cette époque.

Cet enfant qui était à sa naissance extrêmement faible, a été élevé au sein pendant vingt mois environ. Malgré sa constitution débile, la dentition s'est effectuée sans accidents.

Il a été pris d'une rougeole grave en 1869. Le catarrhe bronchique a été très-intense, et s'est terminé favorablement. En 1870, le 19 février, il fut pris d'une pneumonie du sommet gauche ; à partir du premier mars il était en pleine convalescence.

Le 14 août 1871, je suis appelé pour une fièvre vive et des douleurs dans tous les membres qui arrachent des cris. Je trouve le pouls à 140, la peau très-chaude, moite sur le tronc, et la tête baignée de sueur. Il existe en outre une éruption constituée par des papules rosées, d'un diamètre variant de celui d'une lentille à celui d'une pièce de 50 centimes. Cette éruption occupe la face antérieure de l'abdomen, des cuisses et des jambes et la face postérieure des avant-bras. Les papules sont plus confluentes et plus nombreuses au niveau du bord antérieur du tibia que sur les autres points du corps. Elles sont légèrement saillantes.

L'enfant accuse des douleurs dans tous les membres. Il se tient immobile dans le décubitus dorsal, il se met à pleurer dès qu'on veut, même avec les plus grandes précautions, imprimer à ses membres le moindre mouvement. Il n'existe cependant ni rougeur, ni tuméfaction des jointures.

La langue est très-chargée, la soif vive, l'appétit nul, constipation.

Rien d'anormal à la gorge, aux poumons, ni au cœur.

Céphalalgie sus-orbitaire ; grande agitation la nuit précédente ; sommeil fréquemment interrompu, un peu de délire même.

Traitement :

> Vomitif : sirop d'ipeca 30 grammes,
>   —   poudre d'ipeca 0,75 centigrammes.
> Liniment : baume tranquille 30 grammes.
>   —   chloroforme 10 grammes.

Le 15 août. Vomissements abondants et plusieurs garderobes; nuit plus calme. Pouls à 120, peau sudorale, persistance des douleurs.

Les papules sont plus saillantes, elles forment des nodosités manifestes au pourtour des genoux et des coudes, aux faces antérieure de la jambe et postérieure de l'avant-bras ; leur coloration est foncée, violette. Elles sont très-douloureuses au toucher, en un mot elles présentent tous les caractères de l'érythème noueux. Sur le ventre au contraire, sur les flancs et à la partie

antérieure des cuisses, l'éruption a conservé les caractères de l'érythème papuleux. Fomentations calmantes,
limonade, bouillon et potage.

Le 19 août. Persistance de l'état fébrile, sueurs pro-
fuses. Les papules ont pâli en certains points ; elles
présentent une coloration jaunâtre, comme une ecchymose en voie de résolution. Ailleurs, au contraire, on
constate de nouvelles nodosités, de récente formation
avec coloration d'un rouge brun violacé. Les douleurs
sont toujours très-vives. Tout mouvement volontaire
est impossible, et nous constatons un gonflement avec
coloration rosée au niveau des deux articulations tibio-
tarsiennes. Les autres jointures sont sensibles, mais ne
présentent pas de tuméfaction.

Persistance des symptômes gastro-intestinaux déjà
signalés. Rien d'anormal au cœur. Agitation la nuit.
Sommeil fréquemment interrompu par la douleur, urines rares fortement sédimenteuses.

Sulfate de quinine 0,60 centigrammes en 3 doses,
baume tranquille et chloroforme en onctions.

Le 22 août. Le sulfate de quinine a été continué chaque jour à la même dose. Le pouls est à 108-110. La
peau toujours sudorale. L'éruption pâlit partout ; nulle
part de nouvelles papules.

Les douleurs sont moins vives. L'enfant n'ose remuer, mais il est possible d'imprimer des mouvements
sans déterminer des cris. La fluxion de l'articulation
tibio-tarsienne droite a disparu, et il ne reste plus à
l'articulation correspondante du côté gauche que de
l'empâtement sans rougeur.

Rien d'anormal au cœur, un peu moins d'inappétence.

Bouillons, potages, un œuf frais, eau rougie ; sulfate
de quinine 0,40 centigrammes en 2 doses. Continuer
les fomentations calmantes.

Le 25. Amélioration considérable. Pouls à 96. L'é-
ruption n'a laissé d'autres traces qu'une coloration
jaune pâle. Douleurs nulles. L'articulation tibio-tarsienne gauche a repris sa forme et son volume ordi-
naires.

L'enfant commence à faire quelques mouvements
dans son lit. — Suppression du sulfate de quinine, fric-
tions avec le baume Opodeldoch.

L'amélioration continue de jour en jour. Les forces
reviennent avec l'appétit, et le 26 je cesse de voir l'enfant qui est en pleine convalescence.

ÉTIOLOGIE.

Les causes qui déterminent l'apparition de l'érythème
noueux sont nombreuses. Elles sont sujettes à bien des
controverses de la part des dermatologistes.

On a attribué aux constitutions médicales une influence très-grande sur la fréquence de l'érythème
noueux. On voit souvent des érythèmes noueux se mul-
tiplier à certaines périodes ; à d'autres au contraire on
en trouve à peine quelques-uns. En effet dans l'espace
d'un mois cette année ne m'a-t-il pas été donné de
voir à l'hôpital Sainte-Eugénie cinq enfants atteints

d'érythème noueux, dont je publie les observations, et un autre qui a été traité à la consultation. Pendant les huit mois précédents, c'est à peine si j'avais pu en voir un cas. M. Bergeon a suivi les consultations de Saint-Louis pendant longtemps et il dit dans sa thèse que les malades atteints d'érythème noueux arrivent en masse à certaine période de l'année, puis manquent absolument à d'autres époques.

Certains auteurs ont prétendu que la plupart des assertions qui ont été émises sur l'influence des constitutions médicales étaient dépourvues de fondement. Ils ont fait intervenir l'influence saisonnière et ont dit qu'ils n'avaient jamais vu dans les fluctuations numériques de l'érythème noueux, rien qui fût en dehors des conditions saisonnières. Il est bien certain que si l'érythème noueux est une affection permanente, pouvant se montrer dans toutes les saisons, elle subit aussi quelque explosion dans les changements de saisons et au moment surtout des saisons froides et humides. Le printemps et l'automne paraissent particulièrement favorables à la genèse de cette affection, et fournir les conditions les meilleures pour son développement. En effet la cause la plus fréquente que tous les auteurs ont signalée, est le refroidissement brusque, le changement de température, et l'action du froid humide. Dans l'observation IV la cause de l'érythème ne peut être rattachée qu'à un refroidissement brusque et prolongé: cet enfant était tombé dans l'eau et avait conservé ses habits mouillés pendant trois heures.

L'érythème noueux peut se développer à tous les âges, depuis la plus jeune enfance jusqu'à l'extrême vieillesse, ainsi que le démontrent les nombreuses observations publiées par les auteurs ; mais sa fréquence présente aux diverses périodes de la vie des différences remarquables. L'érythème noueux est une affection de l'enfance et de la jeunesse ; c'est à cette époque de la vie où il acquiert son maximun de fréquence. Il commence à décroître dans l'âge adulte et devient rare dans la vieillesse.

Le sexe a-t-il une influence sur le développement de l'érythème noueux ? C'est une question sur laquelle les auteurs ne sont pas d'accord et qu'ils ont résolue d'une façon tout à fait contradictoire. Peut-être faudrait-il tenir compte de la différence professionnelle qui existe entre l'homme et la femme ? Cependant les femmes paraissent compter pour un nombre supérieur à celui de l'homme dans ces manifestations érythémateuses. Begbie dit qu'on les observe plus particulièrement chez es jeunes femmes, mais qu'elle peut aussi se développer chez les jeunes sujets du sexe masculin. M. le docteur Roudaire est d'un avis contraire, il prétend dans sa thèse que l'érythème noueux est plus fréquent chez l'homme, surtout quand il est d'un tempérament sanguin.

L'hérédité paraît avoir une action douteuse sur la production de cette affection ; en effet, je n'ai pour toute preuve que deux observations que j'ai pu recueillir. La mère avait eu autrefois, à l'âge de 20 ans, un érythème noueux ; ses deux filles sont entrées à l'hôpital de Sainte-Eugénie, à huit jours de distance, atteintes toutes les deux de cette même affection. (Observations II et XI.) Mais ce qu'il importe surtout de savoir c'est

que l'érythème peut dériver de manifestations rhumatismales existant chez les ascendants. C'est ce que l'observation montre par l'étude des antécédents. En effet,
sur six malades, que j'ai observés, quatre d'entre eux
étaient nés de parents rhumatisants.

L'érythème noueux trouve aussi des conditions prédisposantes dans certains états constitutionnels. Le
rhumatisme surtout et la scrofule paraissent occuper
le premier rang ; à tel point que Begbie, Wilson, Bazin
l'ont considéré comme une manifestation rhumatismale. Les sujets arthritiques, scrofuleux ou tout au
moins lymphatiques y sont donc spécialement prédisposés.

Cazenave, Begbie et M. le professeur Hardy le rattachent à un dérangement des fonctions menstruelles.
Il survient avec la diminution ou l'absence de ces évacuations menstruelles.

M. Bès, dans sa thèse, a montré la coexistence de
l'érythème noueux avec diverses maladies des organes
génito-urinaires ou avec des complications de ces
maladies. A l'aide de nombreuses observations, il a
démontré que non-seulement l'érythème noueux est
commun dans le cours du rhumatisme articulaire ordinaire, mais qu'on le rencontrait encore dans les cas de
rhumatisme blennorrhagique et de ténosite et périostite d'origine syphilitique.

Lewin, dans *Charité annalen*, veut aussi démontrer
que les maladies des voies génito-urinaires ont une
influence sur la production de l'érythème noueux. Il
l'explique ainsi : « Chez une proportion assez importante de malades, surtout femmes, une inflammation

ou une ulcération de l'urèthre présente un rapport causal direct avec l'érythème. Cette affection cutanée doit être ici considérée comme la manifestation d'une irritation réflexe partant de la muqueuse uréthrale et agissant sur les nerfs vaso-moteurs de la peau, c'est un fait tout comparable au rhumatisme blennorhagique. Cette manière de voir s'appuie sur de nombreuses observations cliniques expérimentales, parmi lesquelles nous détachons l'histoire d'une de ses clientes. Il raconte que chez une femme complétement guérie, ne présentant plus aucune trace d'érythème, qu'elle avait eu conjointement avec une blennorrhagie uréthrale, il suffit d'irriter l'urèthre par une sonde ou par l'introduction de pommade de sabine pour voir survenir une forte récidive de son érythème.

Dans certains cas, l'administration prolongée et à doses élevées du bromure de potassium paraît déterminer une éruption d'érythème noueux.

Depuis longtemps déjà les érythèmes consécutifs à l'ingestion et l'absorption des médicaments sont connus. M. le professeur Gubler s'exprime ainsi dans ses commentaires de thérapeutique : « Le bromure de potassium s'échappe en proportion sensible par les glandes sudorales et révèle sa présence par des éruptions érythémateuses, vésiculeuses, acnéiformes. »

M. Auguste Voisin (1) détermine un peu plus nettement cette forme d'érythème. Après avoir parlé de l'éruption acnéiforme, il décrit ainsi l'éruption érythémateuse : « Dans deux cas sur quatre vingt-seize, l'érup-

(1) Annales médico-psychologiques.

tion a consisté en plaques légèrement saillantes, aplaties, unies, de forme variable, de 4 milimètres à 6 centimètres d'étendue, d'une teinte pelure d'oignon au centre et d'un rouge-cerise à la circonférence. Ces élevures qui offrent une grande analogie avec l'érythème noueux se montrent sur les membres et le tronc, paraissent et disparaissent avec la même rapidité, mais laissent toujours après elles une nodosité sous-dermique. Elles n'ont été observées qu'en hiver et ont coïncidé avec des doses élevées et en tout cas prolongées de bromure de potassium.

M. Berenguier, dans sa thèse inaugurale, dit qu'il a pu, dans quelques cas, observer des lésions graves et se rapportant au type décrit par M. Voisin.

Cette éruption, comme le dit M. Voisin, paraît singulièrement se rapprocher de l'érythème noueux. Mais quoiqu'on ait prétendu qu'il soit rare que les éruptions cutanées, provoquées par l'ingestion des médicaments, se présentent avec des caractères assez bien définis pour constituer une espèce, il est bien certain que dans les deux observations que je vais publier, l'affection cutanée à laquelle paraît avoir donné lieu le bromure de potassium, avait tous les caractères bien tranchés de l'érythème noueux.

Il est facile, du reste, de se rendre compte de la façon dont il se produit. Cette substance médicamenteuse est introduite dans le torrent circulatoire à l'aide de l'absorption ; la peau étant le principal émonctoire par lequel se fait l'élimination des éléments non assimilables introduits dans l'économie , cette élimination par la surface cutanée détermine bien souvent une action irritative plus ou moins intense, il en résulte des troubles de la circulation capillaire, et dans ces conditions peuvent très-bien se produire ces nodosités hémorrhagiques.

Ajoutons que dans les deux observations qui suivent le terrain était admirablement préparé par des causes prédisposantes. Dans l'observation VI, l'érythème survient chez une jeune fille de 10 ans, dont la peau à cet âge est peu épaisse, et chez laquelle l'absorption à cette époque de la vie se fait avec beaucoup de facilité. Dans l'observation VII, l'éruption est survenue chez une femme jeune, dont la peau est bien plus fine et bien plus sensible aux irritations que chez l'homme.

Nous pouvons rapprocher de ces deux observations un autre exemple d'une éruption noueuse survenue aussi à la suite de l'administration prolongée du bromure de potassium. Cette éruption a été moulée par M. Baretta, cet éminent artiste dont l'habileté est au-dessus de tout éloge. Le moule est exposé au musée pathologique de l'hôpital Saint-Louis.

OBS. VI. — Epilépsie. Traitement par le bromure de potassium. Erythème noueux.

La nommée Madeleine Cirot, âgée de 10 ans, entre dans le service de M. Bergeron, à l'hôpital de Sainte-Eugénie, salle Sainte-Mathilde, lit n° 28, le 13 juin 1878.

Hérédité. — Pas d'antécédents héréditaires. Le père et la mère sont de bonne santé. Ils n'ont jamais eu ni attaques de rhumatisme, ni crises d'épilepsie. Rien au point de vue de l'état mental dans la famille.

Antécédents. — Il y a deux ans l'enfant a eu la rougeole.

A 18 mois elle a eu des convulsions, dont les accès revenaient fréquemment. Depuis cet âge la mère avait remarqué qu'elle avait des absences, des soubresauts. Elle perdait connaissance (si à ce moment-là on l'appelait, elle ne répondait pas). Cependant les crises se passaient sans que l'on eût constaté le cri initial, sans que l'enfant tombât, sans qu'elle eût de convulsions. Depuis un an surtout les crises ont été en augmentant de nombre et de durée. Depuis deux mois elle a eu trois grandes attaques épileptiques. Elle perd connaissance subitement, tombe à la renverse, ses membres sont agités de convulsions cloniques, la miction involontaire se produit ; puis elle reste un certain temps dans le coma.

Depuis deux mois elle est soumise au traitement par le bromure de potassium.

Etat actuel. — Le 14 juin. Le seul fait à signaler ce matin est un défaut de symétrie dans la face. La bosse frontale et l'apophyse malaire gauches sont un peu plus saillantes que celles du côté opposé.

Le 16 juin. Aujourd'hui, au moment de la visite, l'enfant a coup sur coup deux attaques de vertige. L'œil se voile, le regard devient terne, il semble qu'elle ait de la peine à se tenir. Elle se renverse un peu en arrière, et les muscles du visage ainsi que les bras sont le siége de petits mouvements cloniques. Chacune des crises, qui se sont reproduites à deux ou trois minutes d'intervalles, n'a duré que cinq à six secondes.

Potion avec bromure de potassion, 2 grammes.

Le 18 juin. Potion avec 3 grammes de bromure de potassium.

Le 19 juin. Sans qu'hier les vertiges aient été plus fréquents, ce matin on a constaté une attaque de haut mal : l'enfant serait tombée brusquement et aurait été prise de convulsions toniques plutôt que cloniques. Ni cri, ni miction involontaire. L'attaque a duré un quart d'heure.

Bien qu'ayant repris connaissance au moment de la visite, l'enfant est encore bien fatiguée.

Potion avec bromure de potassium, 4 grammes.

Le 23 juin. Les vertiges paraissent avoir été moins fréquents. Il n'y a pas eu de nouvelle attaque de haut mal.

Le 14 août. L'enfant prenait du bromure de potassium à la dose de 4 grammes depuis un mois, on la trouve ce matin un peu souffrante, elle éprouve un brisement général de tous les membres, et la température est montée à 39°,4.

Il est apparu sur les quatre membres une éruption qui, en certains points, paraît érythémateuse et noueuse, et, en d'autres points, acnéique.

Le 15 août. Ce matin l'éruption présente nettement les caractères suivants : A la face et sur la joue gauche surtout, il existe des vésicules avec aréole érythémateuse très-marquée. Aux membres supérieurs on trouve quelques papules noueuses, mais c'est surtout aux membres inférieurs et sur le tibia, du côté droit principalement, que l'éruption a l'aspect de l'érythème noueux. Ce sont des papules saillantes, rouges, douloureuses, arrondies, avec un noyau induré au centre.

Suppression du bromure de potassium.

Le 16 août. Aujourd'hui, il ne reste plus qu'une petite rougeur à la face, et aux membres les papules sont moins saillantes, une seule est encore très-développée à la région postérieure du coude gauche. L'éruption occupe aux quatre membres presque exclusivement le côté de l'extension.

On voit apparaître de petites vésicules et même en d'autres endroits de véritables pustules ; c'est donc bien une éruption qui peut être mise sur le compte du bromure de potassium.

Bains alcalins.

Le 19 août. Les nouures disparaissent et prennent un peu la teinte ecchymotique. Il y a de plus aux membres supérieurs comme aux membres inférieurs une éruption acnéique.

Aucune éruption, soit à la gorge, soit au nez, soit aux paupières. La malade n'a nullement de parésie pharyngée.

Le bromure de patassium a été examiné et ne contient aucune trace d'iode.

Le 20 août. A mesure que l'érythème diminue, les vésico-pustules deviennent plus nombreuses surtout aux membres supérieurs ; les plaques d'érythème noueux laissent en disparaissant des taches bleues de teinte ecchymotique.

Le 22 août. Les plaques d'érythème disparaissent. Il n'y a plus d'élévation et il ne reste plus que des taches marbréés aux membres inférieurs. Aux membres supérieurs, l'évolution n'est pas aussi complète : on trouve encore quelques nouures.

Le 31 août. On reprend aujourd'hui le bromure de potassium à la dose de 2 grammes.

Il reste encore des taches légèrement jaunâtres.

Le 5 septembre. La malade a eu ce matin une grande attaque suivie d'assoupissement.

Potion avec 4 grammes de bromure de potassium.

Le 13 novembre. Les grandes attaques sont rares, mais les vertiges se reproduisent chaque jour avec une potion avec 5 grammes do bromure de potassium telle fréquence qu'on ne peut arriver à les compter.

15 janvier 1879. Le bromure a été administré tous les jours, à la dose de 5 grammes, depuis le 13 novembre 1878, sans qu'on ait constaté sur la peau de l'enfant ni éruption érythémateuse nouvelle, ni même de vésicule ou d'acné.

Cette observation ne paraîtra peut-être pas très-concluante ; car, après la guérison de l'érythème noueux, le bromure de potassium, ordonné de nouveau, n'a pas amené de nouvelle éruption noueuse. Mais M. Berenguier a démontré, à l'aide de plusieurs observations, que si, après la guérison de l'éruption bromique, on recommence à administrer ce médicament, il se manifeste rarement une nouvelle éruption ; et même, dans certains cas, l'éruption bromique, après avoir persisté pendant plusieurs mois, disparaît rapidement pour ne plus se montrer, malgré la continuation du remède. Je ferai remarquer que cet érythème noueux était accompagné d'éruptions vésiculeuses et acnéiformes si fré-

Amiaud.   5

quentes, si caractéristiques dans le traitement prolongé par le bromure de potassium, et dont on ne peut révoquer en doute la nature bromique. Malgré la dose élevée de 5 grammes prise pendant deux mois, nonseulement l'érythème noueux, mais les vésicules et l'acné n'ont pas reparu.

Obs. VII. — Epilepsie. Traitement par le bromure de potassium. Erythème noueux. — (Observation fournie par M. Golay, interne des hôpitaux.)

La nommée Lacharme (Marie), âgée de 41 ans, ménagère, entre dans le service de M. Martineau, à l'hôpital Temporaire, salle Saint-Joseph, lit n° 21, le 30 mai 1871.

Antécédents. — Pas d'antécédents épileptiques du côté de la famille.

Elle-même n'a jamais été malade. Elle était bien réglée, n'avait jamais eu d'attaques de nerfs, lorsque, il y a quatorze ans, à la suite d'une vive contrariété et d'une frayeur, elle fut prise pour la première fois d'accidents épileptiformes, elle tombe, sans pousser de cri, avec perte absolue de sentiment. Les membres sont agités de convulsions cloniques. Une écume sanglante vient à la bouche, et il se produit des évacuations involontaires. Puis elle reste dans un sommeil comateux pendant un certain temps. Ces accès, très-rares au début, sont devenus peu à peu plus intenses, et il y a trois mois elle s'est décidée à consulter un médecin.

Depuis ces trois mois, elle prend cinq cuillerées à bouche par jour d'une solution de bromure de potassium.

La malade, ne se trouvant pas soulagée par ce traitement, entre à l'hôpital.

Etat actuel. — 1ᵉʳ juin. La malade n'a pas eu de crises cette nuit. Ce matin, les bords de la langue sont irréguliers, mais on n'y reconnaît pas manifestement de traces de morsure.

Bromure de potassium, 2 grammes dans 200 grammes de tilleul.

Le 3. La malade aurait eu cette nuit une attaque suivie de convulsions, mais il n'y a que sa voisine de lit qui s'en soit aperçue.

Bromure de potassium, 4 grammes dans 200 grammes d'infusion de tilleul.

Le 18. Depuis son entrée, la malade dit avoir eu des attaques toutes les nuits ; les voisines l'affirment ; elle-même s'en aperçoit, à son réveil, par l'écume sanglante qu'elle a à la bouche. La langue porte quelques éraillures sur le bord. Il paraît que cette nuit elle a eu de fortes attaques convulsives qui ont débuté par un cri ; de l'écume s'écoulait de sa bouche. Dans l'après-midi, elle a eu une nouvelle attaque, et, à la visite du soir, nous la trouvons fortement abattue, se plaignant de gêne de la respiration.

Bromure de potassium, 5 grammes.

9 juillet Grâce à l'administration prolongée du bromure de potassium à la dose de 5 grammes, la malade n'a pas eu d'attaques depuis plusieurs jours.

Hier, elle s'est plainte dans la journée de malaise, de courbature. Elle n'a pu manger, et, hier soir, la peau était chaude, et la langue couverte d'un enduit blanchâtre

Température, 39°,8 hier soir; ce matin, température, 39°,8.

Elle se plaint de souffrir dans les jambes. On trouve, en effet, en avant de l'articulation tibio-tarsienne droite, une plaque très-large d'érythème noueux, qui remonte jusqu'au tiers inférieur de la jambe droite, du côté interne. Puis, sur la face antéro-interne de la jambe gauche, de petites nouures rouges, arrondies, saillantes, douloureuses. La pression des doigts fait disparaître la rougeur et permet de constater un petit noyau induré au centre de la tache. Le tissu cellulaire périphérique est œdématié. On trouve aussi quelques nouures analogues autour de l'articulation du genou droit et le long du cubitus gauche; mais elles sont très-discrètes et très-peu marquées.

La malade se plaint de douleurs dans les articulations, surtout au niveau des articulations tibio-tarsiennes.

Le cœur ne présente aucun bruit anormal.

Le 10. Hier soir, température, 40°,2; ce matin, température, 39°,4.

Le 11. Hier soir, température, 39°,4; ce matin, température, 39°.

Les papules qui se trouvaient au niveau de l'articulation fémoro-tibiale droite et à l'avant-bras gauche ont pâli et se sont sensiblement effacées.

Le 12. Hier soir, température, 40°,2; ce matin, température, 39°,4.

Nouvelle poussée érythémateuse au niveau de la face

interne de la jambe gauche, qui est le siége d'un œdème assez prononcé.

Le 13. Hier soir, température, 39°,4 ; ce matin, température, 38°,6.

Le 21. L'éruption noueuse des membres supérieurs et du genou droit a complétement disparu. Celle des jambes s'est sensiblement modifiée. Les nouures ne sont plus ni saillantes, ni douloureuses ; elles présentent cependant au niveau des taches un œdème considérable qu'on doit attribuer à ce que la femme s'est levée et a marché.

8 août. La femme sort complétement guérie de son érythème noueux.

Depuis le 8 juillet, les attaques d'épilepsie n'ont pas reparu.

Il arrive souvent que, malgré la complexité des conditions étiologiques qui prédisposent au développement de l'érythème noueux, on ne peut lui attribuer aucune cause ; ou bien on ne trouve que cette débilité générale qui fait naître une opportunité morbide universelle. Elle est le plus souvent déterminée par une alimentation mauvaise et insuffisante, une habitation malsaine, une fatigue excessive et la convalescence des maladies graves.

DIAGNOSTIC.

Le diagnostic de l'érythème noueux est des plus faciles, si l'on n'a pas perdu de vue les principaux symptômes qui caractérisent cette affection : ces nodosités érythémateuses dont l'éruption est constamment précédée d'une élévation marquée de la température et d'une plus grande fréquence du pouls, phénomènes qui diminuent aussitôt après l'apparition de l'éruption ; ces douleurs sourdes articulaires et musculaires presque généralisées qui l'accompagnent et donnent au malade une sensation de courbature et de brisement des membres ; cette couleur rouge foncé qui passe par toutes les nuances d'une contusion en voie de résolution ; cette induration tout à fait caractéristique constituée par un noyau ovalaire, douloureux, intéressant toute l'épaisseur de la peau et se perdant dans le tissu cellulaire sous-cutané ; cette éruption qui se fait presque exclusivement sur les membres, et surtout confluente dans le sens de l'extension des jointures, qui sont le siége de prédilection ; enfin, sa marche avec ses récidives fréquentes, ses poussées successives, où les premières plaques apparues entrent en résolution quand d'autres surgissent ; et sa terminaison toujours par résolution, jamais par suppuration, malgré la congestion vive qui paraît dès le début s'emparer des nodosités.

Pourrait-on diagnostiquer l'érythème noueux à l'aide de ses prodromes ? La chose paraît impossible, car les prodromes sont les mêmes que ceux des fièvres éruptives ou même quelquefois de la fièvre typhoïde. Mais il n'en est pas de même pour les récidives. Si, dans le cours d'un érythème noueux, on voit les symptômes fébriles ne pas s'amender après l'éruption, ou si le malade, dont l'état général était devenu excellent, est repris tout à coup d'une hyperthermie inattendue, si la langue redevient saburrale, si l'appétit est perdu, on peut, toutes les fois qu'on ne trouve pas l'explication de ces phénomènes fébriles dans une complication survenue dans la cavité thoracique, diagnostiquer en toute sûreté une récidive imminente de l'érythème, dont on pourra même mesurer la gravité à l'intensité des prodromes.

Si, au début de la maladie, les prodromes ne peuvent pas servir à faire connaître le diagnostic avec les fièvres éruptives, aussitôt l'éruption apparue le doute ne sera plus permis, tant les caractères qui différencient l'érythème noueux de l'éruption de la rougeole, de la scarlatine et de la variole sont dissemblables.

Mais il n'en est pas de même de certaines affections, telles que l'urticaire, le furoncle, l'anthrax et l'érysipèle phlegmoneux, qui réclament un peu plus d'attention dans l'examen.

L'urticaire a pu, dans certains cas, faire croire à un érythème noueux ; mais la mobilité de l'éruption, dont les papules disparaissent subitement sans laisser pour ainsi dire aucune trace, et l'induration particulière de l'urticulaire sont si caractéristiques que le doute sera bien vite levé. De plus, on ne trouvera pas les démangeaisons si insupportables de l'urticaire dont les plaques présentent une surface plane avec un relief au niveau des bords.

Les *éruptions furonculeuses* peuvent être confondues avec l'érythème noueux. Mais si, en certains cas, quelques papules érythémateuses présentent un volume et une dureté qui les font ressembler à l'anthrax, on pourra trouver à côté des taches dont l'aspect sera tout différent. En même temps, le siége de l'éruption, la grande quantité de nouures, la rougeur des tubercules isolés qui ne s'étend pas à la peau environnante, mettent sur la voie du diagnostic ; enfin, si l'on tient compte de la marche de la maladie et de sa terminaison, on verra que l'érythème noueux n'arrive jamais à la suppuration. L'érysipèle phlegmoneux peut se confondre avec l'érythème noueux, s'il est confluent et que les nouures prennent une étendue notable. Mais, dans l'érysipèle, les douleurs rhumatoïdes n'existent pas, la plaque est unique, moins saillante à son centre, limitée par un relief très-net qui forme comme un bourrelet. Les bords de cette vaste plaque tendent à envahir progressivement la peau saine. Tandis que, dans l'érythème noueux, les papules sont toujours multiples et en différents endroits du corps, et souvent on sent à la palpation plusieurs nodosités douloureuses réunies par un tissu cellulaire empâté. Enfin, l'examen de la tumeur, sa terminaison constante par résolution, sa marche, la bénignité des symptômes généraux établissent entre ces deux affections la ligne de démarcation la plus tranchée. L'engorgement ganglionnaire de la région qui est le siége de l'éruption, la rougeur diffuse de la peau, qui devient lisse et brillante, sont autant de signes distinctifs qu'on ne rencontre jamais dans l'érythème noueux et qui lèveront tous les doutes.

Peut-on diagnostiquer l'érythème noueux avec l'érythème papuleux ? Certains auteurs considèrent l'érythème noueux comme absolument distinct des autres érythèmes ; d'autres, comme Hébra et la plupart des auteurs allemands, se basant surtout sur l'anatomie pathologique, font de l'érythème papuleux une variété de l'érythème noueux dont les nodosités seraient plus superficielles. Ils lui donnent le nom de polymorphe.

Trousseau est absolument hostile à cette dernière idée ; il trouve que ces deux affections présentent des caractères différents qui permettent d'en faire des espèces distinctes.

L'érythème papuleux a pour siége de prédilection la face dorsale des mains et des avant-bras, la face et la nuque.

Les nouures, le plus sonvent, n'existent pas, et quand elles existent, elles sont généralement indolentes et tout-à-fait superficielles. De plus, les papules sont souvent accompagnées de cuisson.

COMPLICATIONS VISCERALES

Les complications viscérales de l'érythème noueux sont peu connues. En effet, si à l'étranger et surtout en Allemagne on avait remarqué la coïncidence de cette affection avec certaines phlegmasies du cœur et du poumon, en France, la plupart de ceux qui s'en sont occupés n'en ont parlé que pour dire qu'elles n'existaient pas.

Trousseau, cependant, reconnaît que l'érythème noueux et papuleux peuvent coexister avec les accidents pulmonaires et cardiaques, et il donne comme explication que l'une et l'autre de ces deux manifestations cutanées dérivent d'une diathèse commune, l'arthritis.

Mais les faits sur lesquels l'observation de Trousseau paraît avoir porté, sont des cas dans lesquels on trouvait trois éléments réunis, le rhumatisme, l'érythème noueux et les affections soit du cœur, soit du poumon. Le rhumatisme est ici l'affection dominante et les complications viscérales du rhumatisme ne sont plus aujourd'hui à démontrer après les savants travaux de M. Bouillaud et ceux de M. le professeur Ball. Il n'est donc point utile d'y revenir.

Mais s'il est la règle de voir l'érythème noueux, coïncidant avec un rhumatisme articulaire aigu, s'adjoindre un troisième élément morbide, savoir : le rhumatisme soit du péricarde, soit de l'endocarde, soit de la plèvre.., il n'est pas rare de voir ces complications survenir dans le cours de l'érythème noueux sans rhumatisme articulaire.

Ayant recueilli à l'hôpital de Sainte-Eugénie plusieurs observations d'érythème noueux, j'ai dû y ajouter celles que j'ai pu trouver dans les divers recueils, afin de baser la notion de coïncidence des maladies du cœur et des poumons sur un nombre suffisant d'observations, et de pouvoir prouver que l'érythème noueux peut par lui-même être une cause d'endocardite et de pleurésie, c'est-à-dire que ces phlegmasies peuvent sans l'intermédiaire visible du rhumatisme se développer dans le cours de l'érythème noueux.

Les diverses complications que l'érythème paraît tenir sous sa dépendance, sont : l'endocardite, la péricardite, la pleurésie, la bronchite et la pneumonie.

J'aurais voulu pouvoir y ajouter l'abuminurie, qui a été signalée comme pouvant survenir pendant la durée de l'érythème noueux. Dans une des séances du congrès pour l'avancement des sciences en 1878, M. Dagrève (de Valence) a lu une note sur deux cas d'albuminurie qu'il a observés. Le premier cas est remarquable surtout par sa cause. Il s'agit d'une jeune fille de seize ans qui présentait tous les symptômes de l'érythème noueux et dont les urines contenaient une très-forte proportion d'albumine. M. Teissier a fait observer que l'albumine dans l'érythème noueux n'était pas aussi rare que paraissait le penser M. Dagrève.

A la suite de cette déclaration faite par M. le professeur de Lyon, j'ai examiné avec soin les urines de tous les malades que j'ai pu observer, le nombre, il est vrai, était restreint, et malgré nos recherches dans les divers auteurs, je n'ai pu trouver aucun autre cas. Je dois donc me contenter de rapporter ce qui a été dit dans cette séance et de conseiller, comme l'a fait M. Dagrève, de rechercher à l'avenir l'albumine dans les cas d'érythème noueux.

Nous donnons ici les observations avec affection des centres circulatoires et respiratoires.

Obs. VIII. — Erythème noueux. Endocardite.

Le nommé Lenfant (Lucien), âgé de 8 ans, entre dans le service de M. Bergeron, à l'hôpital Sainte-Eugénie, salle Saint-Benjamin, lit n° 12, le 19 octobre 1878.

Hérédité. — Le père, peintre, a eu des douleurs articulaires, mais coïncidant avec des coliques de plomb.

Antécédents. L'enfant n'a jamais eu ni fièvre ni rhumatisme antérieur. Il n'aurait jamais été malade au dire du père.

Début. — Il y a trois jours seulement il fut pris d'un malaise général, céphalalgie, fièvre, perte d'appétit, soif vive.

Cet état continuant, le père l'amène à l'hôpital.

État à l'entrée. Le 10 octobre, hier soir, temp. rect. 39°4, puls. 100; ce matin, temp. rect. 38°.

On constate des taches d'érythème noueux, siégeant surtout au niveau de la face interne du tibia, quelques-unes autour de l'articulation du genou, rien aux cuisses, ni à la face postérieure des jambes. Ces nodosités sont confluentes à la région antéro-interne du tibia surtout au niveau du tiers inférieur, où trois ou quatre taches se sont réunies pour donner l'aspect d'une large plaque érysipélateuse, variant de 1 à 2 centimètres de diamètre. Ces taches sont légèrement oblongues et leur plus grand diamètre est tourné dans l'axe des membres. Elles sont d'un rouge très-vif, quelques-unes commencent à prendre une teinte plus sombre. Le palper donne la sensation d'un noyau enchâssé dans le derme et et le tissu sous-dermique. Il est dur et fait proéminer la peau. La pression fait disparaître la rougeur et détermine une douleur très-vive. Quelques nouures disséminées autour de la rotule sont éloignées les unes des autres, d'un diamàtre très-petit et d'un rose pâle. Il ne souffre nullement dans les articulations qui ne présentent du reste aucune rougeur. On peut facilement faire exécuter tous les mouvements sans que le malade accuse la moindre douleur ; il ne se plaint du reste que de ses jambes.

La pointe du cœur bat au cinquième espace inter-costal et au quatrième espace, on constate au premier temps un bruit de souffle très-rude, en jet de vapeur, mais n'ayant pas de tendance à se propager dans le creux de l'aisselle. Il s'atténue un peu lorsqu'on fait lever l'enfant. Pas de matité dépassant la pointe du cœur, pas de douleur au niveau du phrénique, Pas de voussure précordiale ; mais la région précordiale est douloureuse, la moindre pression à ce niveau suffit pour le faire pleurer.

Rien aux poumons.

La langue est blanche, pâteuse, sans rougeur vive sur les bords. Anorexie, ventre non douloureux, une seule selle non diarrhéique depuis l'entrée.

Repos au lit, huile de ricin 15 grammes. Sulfate de quinine 0,40 centigrammes en deux prises. Vésicatoire à la région précordiale.

Le 11. Hier soir temp. rect. 38° 4 ; ce matin temp. rect, 37o, 4, puls. 80.

La nuit d'avant-hier avait été très-agitée, cette nuit a été relativement bonne. Les taches du genou ont pâli, excepté celles de la face antéro-interne du tibia qui prennent une teinte ecchymotique. Un nouveau groupe a apparu au-dessus du genou droit, ces papules sont très petites et de couleur rosée. Le bruit de souffle à la pointe est toujours très intense, en jet de vapeur. La langue est toujours blanche sur le limbe, pas de selle, le purgatif n'a pas produit d'effet, pas d'albumine dans les urines. Purgatif. Sulfate de quinine 0,40 centigrammes en deux prises, bouillon.

Le 12. Hier soir temp, rect. 38° ; ce matin temp. rect. 37°, 2, puls. 72. La nuit a été bonne. La plus grande partie des élevures érythémateuses s'est affaissée, a pris une teinte violacée, plus marquée sur les limites surtout aux jambes où la douleur a beaucoup diminué. Elles donnent la sensation d'une légère fluctuation. Le bruit de souffle cardiaque ne s'est pas modifié. Quelques irrégularités dans le rhythme et l'intensité des bruits. Malgré le vésicatoire qui n'est pas encore complétement cicatrisé on peut examiner le cœur de l'enfant sans provoquer de douleur. Bouillon, potage, sulfate de quinine 0,40 centigrammes en deux prises.

Le 13. Hier soir temp. rect. 37°, 8 ; ce matin temp. rect. 37°,4. puls. 60. A mesure que les taches d'érythème au niveau des jambes prennent une couleur de plus en plus brune avant de disparaître, les nouvelles taches rosées apparues le 11 octobre au dessus du genou s'effacent sans passer par la teinte violacée. Bouillon, potage, sulfate de quinine 0,40 centigrammes en deux prises.

Le 14. Hier soir temp. rect. 37°, 8 ; ce matin temp. rect. 37°, 2. puls. 80. L'enfant n'a plus de fièvre. L'état général est bon. Cependant le souffle persiste très-rude. On trouve des vésicules d'acné entre les taches d'érythème. Bouillon, potage. Suppression du sulfate de quinine.

Le 15. Hier soir temp. rect. 37o. 6 ; ce matin temp. rect. 38o, puls. 100. On constate ce matin un léger mouvement fébrile sans que l'enfant se soit levé ou ait fait quelque imprudence. Nouvelle poussée d'érythème noueux à la partie postérieure des deux coudes. Elevures rapprochées les unes des autres, larges, d'un rouge très foncé. Noyaux centraux très douloureux. Un nouveau groupe s'est montré à la région antérieure des genoux qui sont douloureux, mais on n'y trouve ni liquide intra-articulaire, ni rougeur, ni gonflement. La pointe du cœur bat dans le 5ᵉ espace intercostal. On trouve des irrégularités et des inégalités des battements du cœur. Il semble à la pointe y avoir deux battements l'un à gauche, l'autre à droite de la ligne mamillaire. Le souffle a augmenté d'intensité avec la nouvelle poussée d'érythème. Repos au lit, bouillon, sulfate de quinine 0,60 centigrammes en deux prises.

Le 16. Hier soir temp. rect. 38°,3 ; ce matin temp. rect. 38° puls. 84. L'enfant se plaint des coudes et de ses genoux, mais la douleur paraît superficielle et avoir son siége dans les nouures qui environnent ces articulations. Le souffle de la pointe reste le même. Bouillon, potage, sulfate de quinine 0,60 centigrammes.

Le 17. Hier soir temp. rect. 37°, 6 ; ce matin temp. rect. 38° puls. 80.

Les taches des jambes commencent à s'effacer, quelques-unes ont pris une couleur jaune verdâtre. Nouvelle poussée d'érythème noueux à la face antérieure de la cuisse droite.

Le bruit du cœur est très prolongé, mais s'est modifié dans le timbre : le souffle en jet de vapeur se termine par une sorte de sifflement. Les caractères de ce sifflement paraissent se modifier assez rapidement. Le souffle systolique semble empiéter sur la présystole.

Bouillon, potage, sulfate de quinine 0,60 centigrammes, vésicatoire à la région précordiale.

Le 18. Hier soir temp. rect. 38°, 2 ; ce matin temp. rect. 38° puls. 84.

Les taches nouvelles d'érythème pâlissent tandis que les anciennes disparaissent. Le souffle se caractérise davantage. Il est systolique et présystolique. Le sifflement à la fin du second temps a disparu. Les urines examinées au point de vue des urates n'ont rien donné d'anormal. Pas d'albumine.

Bouillon, potage, sulfate de quinine 0,60 centigrammes.

Le 19. Hier soir temp. rect. 37°, 8 ; ce matin temp. rect. 37°, 7. puls. 80. La langue est bonne, l'appétit revient. L'érythème qui était sur la face antérieure du tibia a disparu en partie et a fait place à de ¦petites vésicules d'acné très-nombreuses. Le souffle du cœur ne s'est pas modifié. On l'entend en arrière de la poitrine aussi bien à droite qu'à gauche. Le pouls a conservé son caractère irrégulier. Une seule papule nouvelle d'érythème noueux s'est montrée sur la face dorsale de la main droite. Bouillon, potage, suppression du sulfate de quinine.

Le 20, Hier soir temp. rect. 38° ; ce matin temp. rect. 37°, 3. puls. 70. Encore quelques taches ecchymotiques aux jambes et aux coudes, sans douleur, ni saillies. Le souffle du cœur reste le même.

Le 22. Hier soir temp. rect. 38° ; ce matin temp. rect. 38° 4. puls. 80. L'enfant à mal dormi. Ce matin la peau est chaude et l'on constate une nouvelle poussée d'érythème aux deux genoux, Ces nodosités disséminées autour de la rotule, d'un rouge foncé, saillantes ressortent au milieu des anciennes taches d'aspect jaunâtre, aplaties et sans induration, aucun signe de fluxion articulaire, aucune modification au cœur, rien dans les poumons, pas d'albumine dans les urines. Bouillon, potion avec salicylate de soude 2 grammes.

Le 23. Hier soir temp. rect. 37°, 6 ; ce matin temp. rect. 37°, 8. puls. 60.

Le 24. Hier soir temp. rect. 38° ; ce matin temp. rect. 37°, 9, puls. 60. L'état du malade ne se modifie pas, continuation de la potion avec salicylate de soude 2 grammes.

Le 25. Hier soir temp. rect. 37°, 9 ; ce matin temp. rect. 37°, 5. puls. 64. La pointe du cœur bat toujours dans le 5e espace, sur la ligne mamillaire. La percussion ne donne une exagération de la matité ni dans le sens vertical, ni dans le sens transversal. Le souffle de la pointe parait avoir diminué d'intensité. Si l'on ausculte dans le dos, il s'entend à peu près également à droite et à gauche, toutefois dans le tiers inférieur de la poitrine, il s'entend mieux que dans les deux tiers supérieurs. Bouillon, potage, œuf, suppression du salicylate de soude.

Le 26. Hier soir temp. rect. 38°, ; ce matin temp. rect. 38°, 3 puls. 70. L'enfant s'alimente. Depuis quelques jours déjà il commence à pâlir. Il est très anémique. Les téguments sont décolorés, les conjonctives très-pâles. Souffle doux au premier temps et à la base du cœur se propageant dans les vaisseaux du cou. Vin de quinquina, fer réduit.

Le 2 novembre. Le pouls est lent, 56 puls. Mais l'en-

Amiaud.   6

fant va mieux, il demande à manger davantage. Vin de quinquina, fer réduit.

Le 3. Les taches d'érythème ont presque complétement disparu. On distingue encore en de rares endroits une légère teinte jaunâtre. Il se fait une desquamation épithéliale très manifeste sur la partie antéro-interne des jambes , siége de l'érythème confluent. Elle est moins apparente au niveau du coude et des genoux.

Le souffle de la pointe du cœur a beaucoup perdu de sa rudesse. Vin de quinquina, fer réduit. Potion avec 0,25 centigrammes d'iodure de potassium.

Le 9. L'enfant allait partir en convalescence, lorsqu'une conjonctivite catarrhale s'est déclarée ce matin. Injection très-vive de la conjonctive, rougeur intense sans qu'on puisse rien constater qui ressemble à une papule , pas de nouvelle poussée d'érythème noueux.

Continuer le vin de quinquina et le fer réduit, potion avec 0,25 centigrammes d'iodure de potassium.

Collyre : nitrate d argent cristallisé 0,15 centigr.
— eau distillée 30 grammes.

Le 10. La conjonctive oculaire va mieux, la conjonctive palpébrale est encore enflammée. Continuation du même traitement.

Le 13. La conjonctive était complétement guérie lorsque cette nuit, elle s'est de nouveau enflammée. Continuation du collyre au nitrate d'argent du vin de quinquina, du fer réduit et de l'iodure de potassium.

Le 17. L'enfant part aujourd'hui en convalescence à La Roche. Il est complétement guéri de sa conjonctivite et de son érythème noueux. Du moins depuis le 23

octobre, bien qu'il se soit levé, l'enfant n'a vu apparaître aucun groupe nouveau de taches. Malgré le traitement par le fer réduit et le vin de quinquina, l'enfant
est encore très-pâle, très-anémique. A l'examen du
cœur, on ne trouve pas d'hypertrophie cardiaque ; pas
de voussure précordiale. La percussion ne donne pas
de matité exagérée. Les battements sont lents mais ré-
guliers. Le souffle de la pointe en jet de vapeur existe
toujours très net, mais a beaucoup perdu de son intensité.

Cet enfant nous donne un bel exemple de poussées successives dans l'érythème noueux. Nous voyons
des éruptions nouvelles se produire le 11, 15, 17, 19 et
22 octobre. Mais ce qui fait l'intérêt de cette observation, c'est l'endocardite qui vient compliquer l'érythème
noueux sans qu'on ait pu constater d'antécédents rhumatismaux ni du côté de l'enfant, ni du côté des parents. Quoique le malade soit arrivé trop tard pour
nous permettre d'assister à la naissance de ses deux affections, il est à peu près certain, si l'on s'en rapporte
aux antécédents et à l'acuité des symptômes de l'affection cardiaque, qu'elles ont débuté ensemble ; du reste,
chose remarquable, cette endocardite paraît subir les
mêmes influences que l'érythème noueux ; elle s'ag-
grave manifestement à chaque poussée nouvelle d'érythème.

Obs. IX. — Erythème noueux. Endocardite. Pleurésie.
Pneumonie.

La nommée Clavel (Albertine), âgée de 12 ans, entre
dans le service de M. Bergeron, à l'hôpital de Sainte-
Eugénie, salle Sainte-Mathilde, lit 24, le 10 juillet 1877.

Antécédents. — Le père et la mère ne sont pas rhumatisants. L'enfant n'a jamais eu de douleurs dans les jointures ; elle est d'une bonne constitution et n'a jamais été malade. Depuis quelques jours, sans qu'elle se fût exposée à l'humidité, elle souffrait de la tête et de l'estomac. Il y a trois jours ont apparu sur les jambes et les bras de larges plaques rouges, douloureuses, légèrement saillantes.

Etat actuel. — 10 juillet. Ce soir, temp. rect. 39,4 ; puls. 80.

En ce moment les jambes sont un peu tuméfiées, on y remarque des taches rouges, larges, douloureuses à la pression. Sur les bras, les taches sont beaucoup plus pâles et beaucoup plus petites.

L'enfant n'accuse pas de douleurs articulaires. La langue est un peu blanche.

Les battements du cœur sont un peu précipités. A l'auscultation : bruit de souffle à la base, au premier temps ; à la pointe on constate un souffle au premier temps plus rude que celui de la base.

Rien dans les vaisseaux du cou.

Rien dans la poitrine.

Le 11. Ce matin, temp. r. 39,2.

Aucun changement dans l'aspect des plaques d'érythème noueux. Le souffle systolique de la pointe est très-manifeste ce matin. La langue est blanche et pâteuse.

Tartre stibié, 10 milligrammes en trois prises.

Le 12. Hier soir, temp. rect. 38,8 ; ce matin, temp. rect. 38,6.

Le 13. Hier soir, temp. rect. 39,2 ; ce matin, temp. rect. 39°.

L'érythème des membres supérieurs s'efface ; celui des membres inférieurs est beaucoup moins foncé. Il n'est pas survenu de nouvelles plaques.

Le souffle systolique de la pointe persiste un peu rude. De plus on retrouve à la base et dans les vaisseaux du cou un souffle doux qui occupe le premier temps.

Le 14. Hier soir, temp. rect. 39,8 ; ce matin, temp. rect. 39,6.

Les plaques d'érythème ont encore pâli, mais la température s'élève. Néanmoins, aucune trace de rhumatisme ne se montre dans les jointures, et le souffle systolique de la pointe persiste, mais sans aggravation. On constate aujourd'hui, mais plus nettement qu'au moment de l'entrée, le souffle systolique de la base avec prolongement dans les carotides ; en un mot, des signes de chlorose qui semblent s'être accentués depuis l'entrée.

L'examen de la poitrine donne l'explication de l'élévation thermique. En effet, on constate à droite et en arrière une légère obscurité du son au niveau de l'angle inférieur de l'omoplate, et de la matité dans le tiers inférieur. Au niveau du tiers moyen on trouve un souffle doux avec quelques râles et une légère exagération l es vibrations thoraciques ; en bas, elles ont complétement disparu.

Infusion de poudre de digitale, 25 centigrammes.

Le 15. Hier soir, temp. rect. 39,1 ; ce matin, temp. r. 38,7 ; puls. 60.

Continuer la potion avec infusion de 25 centigrammes de poudre de digitale.

Le 16. Hier soir, temp. rect. 39,6 ; ce matin, temp. rect. 38,2, puls. 56.

Sa pâleur est plus accusée encore qu'avant-hier. Aucun changement dans les signes de la pleurésie ni dans ceux de l'engouement du lobe moyen.

Suppression de la digitale. Donner le calomel 50 centigrammes, avec poudre de résine de jalap 30 centigr. Régime lacté.

Le 17. Hier soir, temp. rect. 38,8 ; ce matin, temp. rect. 37,6.

Ce matin, changement très-remarquable dans les signes physiques. La matité est limitée au quart inférieur, et c'est dans cette étendue seulement que l'on trouve l'apnée et l'absence de vibrations thoraciques. Au niveau du lobe moyen le souffle a disparu, les vibrations thoraciques sont encore un peu plus sensibles qu'à gauche.

Le 18. Hier soir, temp. rect. 39° ; ce matin, temp. rect. 37,8.

La submatité n'existe plus que tout à fait à la base. On retrouve seulement au rebord des dernières fausses côtes un peu de souffle lampé. La respiration s'entend jusqu'en bas.

Le souffle de la pointe du cœur paraît diminuer d'intensité.

Le 19, Hier soir, temp. rect. 38° ; ce matin, temp. rect. 38,2.

Le 20. Hier soir, temp. rect. 38,2 ; ce matin, temp. rect. 38°.

Le 21. Hier soir, temp. rect. 37,8 : ce matin, temp. rect. 37,4.

Les signes de pleurésie ont disparu ; l'air pénètre librement jusque dans les dernières ramifications bronchiques.

Pendant que le souffle systolique de la pointe est à peine marqué ce matin, le souffle de la base, au contraire, et le souffle artériel sont restés stationnaires. L'enfant est toujours très-anémique.

Fer réduit, 20 centigrammes.

Le 22. Hier soir, temp. rect. 38,4 ; ce matin, temp. rect. 38°.

Le 23. Hier soir, temp. rect. 38,4 ; ce matin, temp. rect. 38°.

Le 30. L'enfant part pour la convalescence à Épinay ; elle est complétement guérie.

Cette enfant a accumulé sur elle toutes les complications de l'érythème noueux. On voit, en effet, évoluer successivement, d'abord l'endocardite, dont les signes indicateurs furent constatés dès le premier examen, enfin la pleurésie et la pneumonie, qui arrivent sur le déclin de la maladie. Cet érythème noueux, qui paraît des plus légers, se montre donc avec les complications les plus sérieuses et les plus variées.

Quant à l'existence de cette endocardite, elle n'est pas contestable. Comme il arrive souvent chez les enfants, le pouls et la matité précordiale n'ont aidé en rien au diagnostic ; le souffle seul a suffi pour faire reconnaîtae une phlegmasie cardiaque. Il est impossible, en effet, de le confondre avec un souffle anémique. Ce souffle endocardique s'est développé sous l'oreille de l'observateur; il siége à la pointe du cœur, sans propagation dans les vaisseaux du cou ; il a pris un caractère de rudesse, et à la fin de l'érythème, alors que le souffle anémique constaté à la base augmente d'intensité avec le développement de l'anémie, le souffle de la pointe diminue considérablement et disparaît.

Obs. X. — Erythème noueux. Endocardite légère.

Le nommé Montmory (Éugène), âgé de 8 ans, entre à l'hôpital de Sainte-Eugénie, dans le service de M. Cadet de Gassicourt, salle Saint-Joseph, lit n° 16, le 9 mai 1877.

Hérédité. — Le père est mort d'une pleurésie ; la mère est rhumatisante ; un de ses frères est à l'hôpital Saint-Antoine, atteint également de rhumatisme articulaire aigu. Les autres frères sont bien portants.

Antécédents. — L'enfant n'a jamais eu de rhumatisme ; il a toujours eu une bonne santé. Cependant, il y a un an, il a été atteint d'un eczéma impétigineux qui occupait tout le côté gauche de la tête, du cou et la partie supérieure de l'épaule du même côté.

Il y a deux mois, une conjonctivite intense s'est déclarée et a duré près d'un mois.

Début. — Depuis cinq ou six jours, l'enfant était mal à son aise, il avait perdu l'appétit, ne jouait plus et ressentait une fatigue générale.

Depuis trois jours, il a la fièvre et se plaint de douleurs vagues dans tous les membres, surtout dans les jambes. Il est obligé de garder le lit.

10 mai. Hier soir, temp. rect. 40°; ce matin, temp.
rect. 40,5.

On constate, ce matin, des plaques d'érythème
noueux siégeant particulièrement autour de l'articulation des genoux et sur la face antéro-interne de la
jambe droite.

L'enfant est encore très-courbaturé et se plaint de
douleurs, surtout au niveau de l'éruption, c'est-à-dire
aux jambes et aux genoux qui ne sont ni rouges ni tu-
méfiés.

A l'auscultation du cœur, on trouve un enrouement
du premier bruit à la pointe. Rien d'anormal à la
base.

Rien dans les poumons.

Sulfate de quinine, 50 centigrammes.

Le 11. Hier soir, temp. rect. 39,2; ce matin, temp.
rect. 38,8.

Les nouures érythémateuses n'ont subi aucune modification depuis hier; elles sont toujours rouges et la
palpation permet de constater un noyau central induré.
Mais la courbature et les douleurs ont cessé. L'enrouement du premier bruit à la pointe du cœur tourne au
souffle.

Sulfate de quinine, 50 centigrammes.

Le 12. Hier soir, temp. rect. 40,3; ce matin, temp.
rect. 39,4.

L'érythème commence à s'affaisser et à prendre la
teinte violacée. Une nouvelle poussée érythémateuse
s'est faite sur les jambes, ce qui explique cette hyperthermie d'hier soir. On entend ce matin à la pointe du

cœur un léger bruit de souffle avec prolongement du premier temps.

Sulfate de quinine 0,50 centigrammes.

Le 13 mai. Hier soir, temp. rect, 39°, 8 ; ce matin temp. rect. 38°, 6.

Deux ou trois plaques nouvelles ont apparu sur les cuisses ; elles sont rosées et très-peu saillantes ; en même temps on a constaté, hier soir, une température assez élevée. Le souffle de la pointe du cœur se caractérise de plus en plus.

Sulfate de quinine, 50 centigrammes.

Le 14. Hier soir, temp. rect. 39° ; ce matin, temp. rect. 38°.

Sulfate de quinine, 50 centigrammes.

Le 15. Hier soir, temp. rect. 38,4 ; ce matin, temp. rect. 37,6.

Le 16. Hier soir, temp. rect. 38° ; ce matin, temp. rect. 38,2.

La couleur violacée qu'avait prise l'érythème commence à s'effacer. Le souffle de la pointe du cœur reste le même. Sulfate de quinine, 0 gr. 50 centigr.

Le 17. Hier soir, temp. rect. 38,2 ; ce matin, temp. rect. 37,5.

L'érythème disparaît et on supprime le sulfate de quinine.

Le 29. Le souffle de la pointe du cœur diminue d'intensité,

19 juin. L'enfant sort complétement guéri de son érythème noueux et de son endocardite.

Obs. XI. — Erythème noueux. Bronchite. Hérédité.

La nommé Jolly (Jeanne), âgée de 5 ans, entre à l'hôpital de Sainte Eugénie, dans le service de M. Bergeron, salle Sainte-Mathilde, lit 21, le 7 novembre 1878.

Hérédité. — Le père, la mère et le grand-père maternel sont rhumatisants. La mère, à l'âge de 20 ans, a eu une éruption d'érythème noueux. La sœur, Blanche est couchée en ce moment au n° 19 de la salle Sainte-Mathilde, elle est aussi atteinte d'un érythème noueux dont j'ai publié l'observation.

Antécédents. — L'enfant est grêle et d'une constitution faible.

Elle a été élevée au sein par la mère.

Jamais de rhumatisme, ni de fièvre dite de croissance

A 18 mois elle a eu la coqueluche.

A 2 ans et demi elle a eu la rougeole et à la suite un eczéma impétigineux.

A 3 ans, elle est entrée salle Sainte-Mathilde pour une bronchite qui a disparu en quelques jours.

Depuis cette époque elle n'a jamais été malade.

Début. — La maladie a débuté sans prodromes.

Samedi, l'enfant a joué comme à l'ordinaire toute la journée; elle a bien dormi dans la nuit. Dimanche, elle s'est plainte de mal de tête, elle a eu la fièvre, perte d'appétit, soif vive, pas de diarrhée. Elle avait mal à la gorge et toussait beaucoup. En même temps, les saillies érythémateuses ont apparu à la face antéro-interne des jambes. Pas de douleurs dans les articulations.

Mardi, apparurent deux taches nouvelles sur la fesse droite, au niveau du pli fessier. A ce moment elle s'est plainte d'une légère douleur dans la hanche droite.

L'enfant n'est cependant pas restée couchée.

Etat actuel. — Jeudi, 7 novembre. Ce soir, température rect., 38°,4.

On trouve des râles sibilants et ronflants dans les deux poumons, et des râles sous-crépitants surtout aux bases.

Rien au cœur.

Le 8 On constate des papules très-discrètes à la partie antéro-interne du tibia, un peu plus nombreuses à gauche. Ces taches varient de la largeur d'une lentille à celle d'une pièce de 50 centimes. Elles sont isolées et séparées les unes des autres par des intervalles de peau saine assez considérables. Elles sont presque toutes de couleur rosée; quelques-unes cependant commencent déjà à prendre la teinte brune. Au palper, ces taches présentent une saillie sous la peau avec un point culminant arrondi au centre. Cette saillie va en diminuant jusqu'à s'effacer peu à peu au niveau de la peau saine. Au point le plus élevé de la tache, on sent un noyau induré et douloureux.

A la fesse droite, on retrouve les deux taches, mais très-pâles. Rien aux genoux. L'enfant ne se plaint d'aucune douleur articulaire.

La langue est blanche, sans enduit. La gorge n'est plus douloureuse. Anorexie. Deux selles non diarrhéiques depuis l'entrée.

Pas d'albumine dans les urines.

Les râles de bronchite s'entendent toujours, mais moins intenses qu'hier.

Repos au lit. Bouillon.

Le 9. Aucune tache nouvelle n'est apparue. L'enfant n'a plus de fièvre.

Repos au lit. Bouillon, potage, lait.

Le 10. Les taches de la fesse et celles de la jambe droite disparaissent sans être passées par les diverses couleurs ecchymotiques. Celles du côté gauche ont pris une teinte légèrement violacée. Plus de douleurs. Aucun empâtement du tissu cellulaire périphérique.

L'enfant demande à manger.

11 décembre. L'enfant va très-bien. Elle s'alimente bien. Elle se lève et se promène dans la salle. Tous signes de bronchite ont disparu.

Le 15. Elle part guérie. Elle est envoyée en convalescence à Epinay.

Obs. XII. — Erythème noueux. Conjonctivité. Pneumonie.

Cette observation m'a été communiquée par mon excellent ami Boraud, interne des hôpitaux.

Il s'agit d'un malade qui entra, au mois d'avril 1876, dans le service de M. le Dr Cuignet, médecin en chef de l'hôpital militaire de Lille. Ce malade était atteint d'un érythème noueux assez confluent, qui avait son siége sur les membres inférieurs : à la face antéro-interne des tibias et à la partie antérieure des genoux.

Quelques jours plus tard, des noyaux apparurent au niveau du coude et de la partie postérieure de l'avant-bras. En même temps se montre sur la conjonctive du côté gauche une papule possédant tous les caractères de l'érythème noueux conjonctival.

Pendant que se manifestait cette nouvelle poussée érythémateuse, le malade fut pris subitement d'une fièvre vive, de toux et d'un peu de dyspnée. L'expectoration présente la coloration rouillée propre aux crachats de la pneumonie. L'examen de la poitrine confirme le diagnostic. Il permet de constater de la diminution de la sonorité thoracique à la partie moyenne et postérieure du poumon gauche, avec augmentation des vibrations thoraciques. Au même niveau il y a un souffle doux avec quelques râles crépitants fins.

La pneumonie suivit une marche régulière et guérit en quelques jours. L'érythème noueux ne parut pas influencé dans son évolution par cette complication, et le malade sortit guéri.

Obs. XIII. — Erythème noueux. Dysménorrhée. Pleurésie. — Observation tirée du Mémoire de Begbie (Erythema nodosum in connexion with rheumatism).

..... L'autre cas, dont je vais m'occuper maintenant, se présenta chez une domestique, jeune femme de 20 ans, d'un teint pâle, d'une constitution délicate, irrégulièrement et mal réglée. Elle fut prise d'une attaque de fièvre qui fut suivie de l'apparition de nombreuses plaques d'érythème noueux, disséminées sur la partie antérieure des jambes, et s'accompagnant de la sensibilité, de la chaleur et la douleur habituelles.

Elle avait demandé les soins d'un honorable praticien dans le voisinage de la demeure de ses maîtres ; celui-ci

avait prescrit le repos, des diaphorétiques et des laxa-
tifs, auxquels la maladie avait paru céder.

Toutefois, au huitième ou dixième jour de la maladie,
je fus appelé auprès d'elle par suite d'une attaque de
douleur très-violente dans la partie inférieure du côté
droit, avec dyspnée, pouls fréquent et augmentation de
la fièvre.

La teinte rouge brillant de l'érythème avait à ce moment fait place à une coloration brune ; la saillie s'était
d'abord ramollie, puis elle avait disparu ; mais le dérangement de la santé se manifestant par une face pâle et
maladive, et un dérangement dans les fonctions de
l'intestin, n'avaient pas cédé, et à ces symptômes s'a-
joutaient ceux d'une inflammation thoracique : les
signes généraux et physiques d'une pleurésie aiguë.

Au moyen d'émissions sanguines modérées, de l'em-
ploi du calomel, de l'opium et de la contre irritation,
ces derniers symptômes cédèrent, et, après quelques
jours de soins, la malade fut renvoyée dans sa famille,
après avoir reçu la recommandation de persévérer dans
un régime et une médication propres à améliorer les
fonctions nutritives et digestives, et à régulariser le
flux menstruel.

Obs. XIV. — Erythème noueux. Bronchite. Pneumonie. Mort. —
(Observation prise dans la thèse inaugurale de M. Moriceau.)

La femme X..., âgée de 67 ans, entre, le 1ᵉʳ novembre 1860, à l'Hôtel-Dieu, dans le service de M. Trousseau.

A son arrivée, elle a de la céphalalgie, de la constipation, de la soif, de l'inappétence et beaucoup de fièvre. La langue est recouverte d'un enduit blanchâtre. Elle tousse beaucoup, et, à l'auscultation, on trouve beaucoup de râles de bronchite.

Sur les avant-bras et sur les jambes, elle porte l'éruption caractéristique de l'érythème noueux.

Quelques jours après son arrivée, cette femme est prise d'une pneumonie double, et elle succombe le 10 du même mois.

Obs. XV. — Erythème noueux. Bronchite. Pleurésie. — (Observation prise dans la thèse inaugurale de M. Ferrand.)

C..... (Marie), âgée de 11 ans 1/2, entre dans le service de M. Roger, à l'hôpital des Enfants-Malades, le 28 avril 1862, salle Sainte-Geneviève, n° 23.

Il y a quinze jours que cette enfant fut prise de douleurs dans les jambes, avec apparition de plaques rouges qui rendaient la démarche douloureuse et presque impossible.

Depuis lors, état de malaise ; depuis trois jours elle a cessé de manger et de marcher.

Actuellement. Légère bronchite et érythème noueux confluent sur les deux jambes ; peu de fièvre ce matin. Le soir, la fièvre est plus sensible (je compte 100 pulsations pendant le sommeil); chaleur cutanée, anorexie, soif, aucun phénomène abdominal.

4 mai. Elle se lève. Les rougeurs disparaissent et ne sont presque plus douloureuses.

Le 8. Elle se plaint de mal de gorge ; on trouve, en

effet, un peu de rougeur et de gonflement des amyg-
dales et de l'isthme du gosier, avec un état fébrile
modéré, mais continu.

Le 10. La malade est demeurée fébrile, dans un état
insidieux. On découvre dans le côté gauche de la poitrine un épanchement pleurétique de peu d'abondance,
survenu sans point de côté. L'angine persiste avec l'état
fébrile.

Le 11. La malade va mieux. L'épanchement ne donne
plus lieu à l'égophonie, mais seulement à un léger
souffle. Pas de fièvre le soir.

Le 15. Il n'y a plus qu'un peu de matité et de silence
à la base du poumon gauche.

Le 20. Elle est parfaitement guérie.

Exeat.

Obs. XVI. — Erythème noueux de la muqueuse buccale. — Pneumonie lobulaire. — Observation de Pospelow (Pétersb. médic.
Wochensch.' 1876), tirée de la Revue des sciences médicales
de 1878.

Une ouvrière de 45 ans, dans de mauvaises conditions hygiéniques, présentait des plaques d'érythème
noueux sur les bras et les jambes. En outre, il existait
une pneumonie lobulaire, et le soir la température
montait à 39°,3. En même temps, sur le voile du palais,
sur la moitié gauche de la voûte palatine, à la pointe de
la langue et à la lèvre supérieure, on constatait des
nodosités analogues. Les unes n'avaient perdu que leur
revêtement épithélial, les autres étaient détruites et
présentaient des ulcérations douloureuses, taillées à pic

Amiaud.   7

et à fond jaune ; la plus grande était de la grosseur d'un pois. L'auteur exclut la syphilis et les ulcères inflammatoires simples, et admet une localisation de l'érythème noueux sur la muqueuse buccale.

Obs. XVII. — Erythème noueux. — Bronchite. — Diarrhée. — Vomissements. — (Observation prise dans le Traité des maladies de la peau de Devergie.)

Il s'agit d'une femme qui, à la fin de son écoulement menstruel, fut prise de douleurs dans les membres, de céphalalgie, d'inappétence et de fièvre. Le lendemain la fièvre augmenta ; il y eut de la diarrhée, des vomissements, et l'on vit apparaître sur la face une rougeur vive ; quelques plaques rouges apparurent aussi aux jambes et aux genoux. Quatre jours après le début de la maladie, les symptômes d'une bronchite se manifestèrent, et au septième jour la malade se décida à entrer à l'hôpital. A son arrivée, elle était très-abattue ; on voyait sur chaque joue deux ou trois plaques érythémateuses, dont la rougeur disparaissait sous la pression du doigt ; sur les jambes, au voisinage des genoux il y avait de petites plaques érythémateuses, formant des saillies arrondies, comme dans l'érythème noueux, quelques râles sibilants existaient dans la poitrine, les crachats étaient muqueux, la peau chaude, le pouls assez calme, peu de douleurs de tête. Dans la troisième nuit qui suivit l'entrée de cette femme, la fièvre s'alluma ; il y eut des nausées, de la céphalalgie, un peu de diarrhée. Le lendemain les vomissements furent assez abondants ; toujours un peu de diarrhée, pas de fiè-

vre. Pendant les trois jours qui suivirent, on observa
de la fièvre, de la diarrhée, des troubles de la vue, avec
les mêmes symptômes du début du côté des voies respiratoires ; la malade était abattue, la peau était chaude
et sèche ; il y avait du gargouillement dans la fosse
iliaque droite. Huit jours après, même état ; mais on
apprit que tous les jours la malade était prise de fièvre
vers trois heures du soir, et que l'accès ne se terminait
que vers neuf heures. Sous l'influence du sulfate de
quinine et des opiacés, la malade guérit après une convalescence assez longue.

Si les complications de l'érythème noueux sans coïncidence de rhumatisme ne se montrent pas à beaucoup
près aussi souvent que quand il existe un rhumatisme ;
cependant on ne doit pas les regarder comme exception-
nelles, elles sont même, croyons-nous, plus fréquentes
qu'on est porté à le croire. M. Martineau dans sa thèse
d'agrégation de 1866 rapporte deux cas d'érythème
noueux essentiel qu'il a vus se compliquer d'endocardite.
Il les a observés chez les enfants pendant l'année où il était
interne chez M. Roger à l'hôpital des Enfants Malades.

Begbie dit que la diathèse rhumatismale peut se manifester dans l'érythème noueux de diverses façons,
soit par des douleurs articulaires, soit par des épanchements pleurétiques, péricardiques et même par une
pneumonie, il avoue n'avoir jamais rencontré d'endocardite. Il cite outre l'observation que j'ai publiée de lui,
deux autres observations de pleurésie et une observation de péricardite. M. le docteur Révillout a publié en
1874, dans la Gazette des Hôpitaux trois cas d'érythème
noueux observés l'un dans le service de M. Damaschino,

les deux autres dans le service de M. Martineau, ces érythèmes se sont compliqués d'endocardite. Lewin dit qu'il se développe des affections inflammatoires de l'endocarde valvulaire, qui peuvent entrainer des désorganisations des valvules cardiaques. Il a vu trois fois se développer sous ses yeux des affections valvulaires reconnaissant comme cause l'érythème noueux.

Du reste ce n'est pas sur les quelques observations que je viens de publier qu'on pourrait établir la fréquence absolue de ces complications dans l'érythème noueux. Pour obtenir quelque résultat un peu positif il faudrait que les observateurs eussent songé à rechercher et à noter chez tous les malades la coincidence des deux états pathologiques et qu'ils eussent exploré soigneusement les organes contenus dans la cavité thoracique dans tous les cas d'érythème noueux sans exception. Or c'est ce qui n'a jamais été fait en dehors des cas où un rhumatisme articulaire aigu est venu indiquer aux praticiens de surveiller ces organes. Si l'on cherche à savoir qu'elle est la fréquence de ces affections entre elles, nous voyons que les phlegmasies cardiaques qui succèdent à l'érythème noueux, constituent la plus fréquente des affections viscérales. Puis vient la pleurésie. Sur 21 observations en effet on trouve onze endocardites, cinq pleurésies, 4 pneumonies, une péricardite. Dans la plupart des observations les complications naissent en même temps que l'érythème noueux ou au moment d'une poussée nouvelle, et c'est surtout l'endocarde que l'on voit se prendre en même temps que l'éruption se produit. Les complications apparaissent donc presque toujours au début, quelquefois dans le cours de la maladie, presque jamais au déclin. C'est la simultanéité dans l'apparition des deux maladies et la fréquence relative des complications qui me permettront de repousser l'idée d'une coincidence fortuite, pour admettre au contraire la relation qui existe entre l'érythème et ses complications.

D'après les observations précitées, ces complications ne paraissent pas avoir d'action sur la marche de l'érythème noueux, et ces deux affections qui naissent ensemble sans que l'érythème ne s'amende au moment où survient la complication, vont bientôt se séparer et suivre chacune leur cours sans paraître s'influencer. Toute idée de métastase serait donc repoussée ; cependant dans l'observation VIII, au moment de la seconde et de la troisième poussée érythémateuse, l'endocardite qui existait déjà et suivait son cours s'est aggravée, et le souffle est devenu manifestement plus rude.

M. Révillout cite encore le cas d'un homme observé dans le service de M. Martineau à l'hôpital Temporaire. Cet homme était entré à l'hôpital pour se faire soigner d'un asthme et d'une affection cardiaque, lorsqu'il fut pris d'érythème noueux. En même temps que l'éruption apparut, l'affection du cœur et l'asthme qui en résultait s'amendèrent. Les pulsations devinrent plus régulières, le souffle de la pointe devint moins distinct, l'oppression disparut ; et le malade trois semaines après le début de cet érythème, sortit de l'hôpital, se croyant complétement guéri de la maladie chronique pour laquelle il était entré.

Malgré que ces deux faits paraissent une exception, il ne faut pas trop se hâter de conclure. Mais la relation qui existe entre l'érythème noueux et ses complications peut s'expliquer facilement. Pour ceux qui considèrent l'érythème noueux comme une fièvre éruptive, ils pourront rapprocher ses complications de celles qui surviennent dans le cours de la scarlatine et de la rougeole. Pour ceux enfin qui considèrent l'érythème noueux comme étant toujours de nature rhumatismale, ils considèreront la pleurésie, la pneumonie, l'endocardite comme de nature rhumatismale et trouveront une preuve de plus à l'appui de leur théorie, et alors si l'érythème a de l'affinité pour les phlegmasies cardiaques et pulmonaires, c'est à titre d'affection rhumatismale. Cette dernière théorie paraîtrait d'autant plus vraisemblable que le vice rhumatismal, qui agit ici d'une manière latente, se montre quelquefois d'une façon plus patente et l'on trouve les trois états morbides : l'érythème noueux et ses complications unis entre eux par un rhumatisme articulaire aigu.

Il m'a été impossible en me reportant aux observations précédentes de savoir s'il existe un rapport entre l'intensité des symptômes de l'érythème et la gravité des complications. Toutefois il m'a été permis de constater que malgré son intensité généralement moindre, l'érythème noueux chez les enfants n'en est pas moins sujet comme celui des adultes à des complications nombreuses et inquiétantes.

Ces complications paraissent relativement bénignes, car je n'ai trouvé qu'un cas de mort survenu à la suite d'une pneumonie. Cependant malgré cette bénignité apparente le pronostic doit toujours être considéré comme fâcheux pour l'avenir, car si l'endocardite ne détermine pas la mort immédiate, elle peut, lorsqu'elle passe à l'état chronique, la faire prévoir dans un temps plus ou moins rapproché.

Si les faits que je rapporte ne m'ont pas permis, à cause de leur nombre relativement restreint, de tirer des conclusions bien nettes et bien certaines sur la symptomatologie et la marche de ces complications, ils auront l'avantage d'enlever tous les doutes au sujet de l'existence de ces complications et d'exciter partout à les rechercher avec le plus grand soin, chaque fois qu'on aura affaire à un érythème noueux, quelque bénin qu'il soit.

PRONOSTIC.

Le pronostic de l'érythème noueux est bénin, la terminaison se faisant toujours par la guérison.

Pour ceux cependant qui le considèrent comme l'expression d'une diathèse, le pronostic devient plus grave à cause de la diathèse arthritique, dont il révèle l'existence chez les sujets atteints de cette affection.

Si dans le cours de l'érythème noueux, il survient des complications, le pronostic s'assombrit et sa gravité augmente avec l'intensité de l'affection qui vient le compliquer.

TRAITEMENT.

Les moyens hygiéniques suffisent généralement dans le traitement de l'érythème noueux. Le repos au lit, des boissons rafraîchissantes, un régime très-léger, des bouillons d'abord, puis des soupes et des viandes blanches, voilà tout le traitement que réclame cette affection.

La fièvre et les douleurs rhumatoïdes disparaitront toutes seules après l'éruption, mais si l'on veut hâter la guérison et ramener l'appétit plus rapidement, on peut ordonner un léger purgatif pour combattre l'état saburral de la langue, ou un éméto-cathartique si l'embarras gastro-intestinal est intense.

Certains auteurs ayant considéré l'érythème noueux comme une manifestation rhumatismale au même titre que la fluxion qui se produit au niveau des articulations, l'ont combattu par tous les moyens employés contre le rhumatisme : le sulfate de quinine, la vératrine, le nitrate de potasse, le salicylate de soude, la saignée. Tous ces moyens peuvent être employés, excepté toutefois la saignée, qui pourrait être nuisible chez les enfants que l'érythème parait anémier beaucoup, et chez les femmes dont l'état chlorotique et lymphatique a pu être considéré comme une cause déterminante de l'érythème noueux. Il me paraît préférable cependant de réserver ce dernier traitement pour les cas assez fréquents où l'érythème noueux est accompagné d'un rhumatisme articulaire aigu.

Lorsque la maladie paraît avoir pour cause l'administration prolongée du bromure de potassium, il suffira de suspendre l'administration de ce médicament pour voir arriver rapidement la guérison. On pourra ientôt ordonner de nouveau ce médicament, si la maladie, pour laquelle on le donnerait, n'était pas guérie.

Quand il survient des complications du côté des poumons ou du cœur, il faut combattre ces affections par le traitement habituel de l'endocardite, de la péricardite, de la pleurésie ou de la pneumonie.

Dans la période de déclin de l'érythème noueux, surtout chez les enfants, une aménie quelquefois rebelle se déclare. On aura recours à un traitement tonique : les diverses préparations ferrugineuscs et le vin de quinquina.

NATURE.

Quelle place doit occuper l'érythème noueux dans le cadre nosologique? La question est de la plus grande importance : depuis longtemps déjà elle a attiré l'attention des dermatologistes les plus distingués et a été l'objet principal des diverses thèses inaugurales qui ont été publiées sur l'érythème noueux. Mais malgré les vives discussions qui se sont élevées au sein de l'Académie de médecine, la nature de l'érythème noueux n'a pu être résolue et la question est encore à l'étude.

De nombreux travaux ayant été publiés sur ce sujet, et ne pouvant, pour ma part, apporter des faits nouveaux pour contribuer à l'étude de cette question, je n'y insisterai pas.

Trois opinions ont été émises à ce sujet :

Batteman, Willan, Biett, classent l'érythème noueux parmi les maladies cutanées proprement dites, ils en font une simple phlegmasie cutanée accompagnée d'une congestion plus ou moins forte du tissu cellulaire sous-cutané.

M. le professeur Hardy a placé l'érythème noueux à côté des fièvres éruptives. M. Roger partage cette opinion.

La troisième opinion est celle qui est presque universellement reconnue. Elle est appuyée sur de nombreuses observations. Depuis longtemps déjà bon nombre d'auteurs avaient signalé l'érythème noueux survenant avant, pendant ou après l'attaque de rhumatisme articulaire aigu. Ils avaient remarqué que ces deux affections sont ordinairement associécs l'une à l'autre, et quelques-uns frappés de cette coïncidence avaient établi un rapport de cause à effet et avaient fait de l'érythème noueux une affection cutanée rhumatismale.

Schœnlein (1829), Begbie (1849), Legroux et son chef de clinique Wicklan (1850), et son interne Shanahan (1853), Duriau et Legendre (1858) sont du même avis sur la nature rhumatismale de cette éruption. Ils ont regardé l'érythème noueux dans ses rapports avec le rhumatisme articulaire aigu non comme une coïncidence, mais comme une manifestation de la diathèse rhumatismale au même titre que les affections cardiaques ou encéphaliques.

Bazin n'a pas hésité à le placer en tête de ses arthritides et à le décrire comme le seul appartenant en propre à l'arthritis. Jamais, selon lui, le diagnostic du genre de la maladie étant fait, celui de l'espèce n'est douteux ; jamais l'érythème noueux, en un mot, ne peut appartenir à l'espèce dartreuse, scrofuleuse ou artificielle, comme la plupart des autres affections cutanées il est toujours arthritique.

Les auteurs qui ont admis cette dernière opinion se sont fondés sur plusieurs faits qui paraissent établir un rapprochement très-intime entre l'érythème noueux et le rhumatisme.

On trouve chez les malades atteints de cette affection des antécédents rhumatismaux, soit chez le malade lui-même, soit chez ses ascendants. Cette cause se présente fréquemment, comme nous avons pu le voir dans les observations publiées précédemment.

L'érythème se fait par poussées successives comme le rhumatisme. Il envahit les articulations une à une et successivement.

L'éruption se montre sur les membres et est surtout confluente au niveau des articulations qui sont le siége de prédilection du rhumatisme.

Comme les épanchements articulaires du rhumatisme franc, celui de l'érythème ne suppure jamais et entre toujours en résolution complète.

Nous avons vu tout à l'heure que cette affection pouvait se compliquer d'endocardite, de bronchite, de pneumonie, de pleurésie, qui sont autant d'affections qui compliquent bien souvent le rhumatisme articulaire aigu.

Enfin le rhumatisme et l'érythème noueux viennent en même temps sur la même personne.

L'érythème noueux paraît donc comme les manifestations morbides articulaires subordonné à la diathèse rhumatismale. Cette opinion a trouvé des contradicteurs : M. Sée et M. Gubler, à la Société médicale des hôpitaux, n'ont pas trouvé aux douleurs articulaires, survenant dans l'érythème noueux, les caractères des douleurs rhumatismales. M. Hardy se refuse aussi à reconnaître le vrai rhumatisme comme cause des douleurs articulaires de l'érythème noueux. Mais de nombreuses observations ont été publiées par M. Cornil dans la thèse de M. Bergeon, par M. Siredey dans les Annales de dermatologie et de syphilographie, où il n'est pas douteux qu'un vrai rhumatisme articulaire aigu, avec tous ses caractères, a coexisté avec l'érythème noueux.

En présence d'opinions si divergentes, appuyées par un nombre si considérable d'observations, par l'autorité de leurs auteurs, il me paraîtrait téméraire de trancher la question. Cependant, d'après les nombreuses raisons que je viens d'énumérer, il me paraît probable que l'érythème noueux puisse être une manifestation de la diathèse rhumatismal. Mais l'érythème noueux est-il toujours rhumatismale ? Une invasion de cette éruption doit-elle toujours faire soupçonner la diathèse rhumatismale ? Nous avons vu que Bazin le considérait comme toujours arthritique. Mais nous avons dit que si dans quelque cas il coïncidait avec un vrai rhumatisme, dans d'autres on avait affaire à des douleurs comparables à celles de la scarlatine et de la variole, et dont par conséquent la nature rhumatismale est douteuse. Si d'un autre côté on ne rencontre aucune manifestation rhumatismale antérieure ou concomitante chez le sujet atteint d'érythème ; si dans la famille on ne trouve aucun antécédent arthritique ; si lui-même n'offre aucun des signes qui constituent l'arthritisme, doit-on, parce qu'il est atteint d'un érythème noueux, considérer ce malade en puissance de diathèse rhumatismale ? Je ne le crois pas. Aussi tout en regardant l'érythème noueux comme très-souvent lié au rhumatisme, j'admets la possibilité de l'érythème noueux se développant chez des individus préservés de toute atteinte de rhumatisme antécédent, actuel et à venir

TABLE DES MATIÈRES.

Paris. — A. PARENT, imp. de la Faculté de Médecine, r. M.-le-Prince, 29-31.

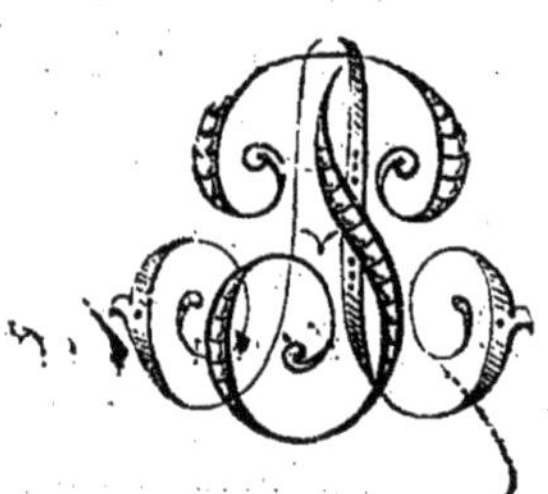